Le cancer et la sorcellerie

Narration d'un malentendu étiologique et clinique en médecine

Éthique et pratique médicale
fondée par Richard Moreau
Collection dirigée par Roger Teyssou

La collection « Éthique et pratique médicale » est une tribune qui permet à tous les acteurs du monde de la santé, professionnels, enseignants, administrateurs, économistes et patients d'exposer leurs opinions, de décrire leur expérience et de proposer des solutions aux problèmes posés par une profession en pleine mutation, et ce en toute indépendance et en conformité avec la déontologie et les bonnes pratiques médicales.

Dernières parutions

Jacques JAUME et Nathalie RIVIÈRE, *Voyage au cœur du deuil*, 2023.
Michel BOLLA, *Cancer et parcours de soins, L'odyssée du malade*, 2023.
Olivier NKULU KABAMBA, *La réflexivité dans la relation soignant-soigné. Un regard éthique sur l'empathie*, 2023.
Marc BAUDET, Catherine DAUGAREIL, *Comprendre pour mieux prévenir les maladies cardio-vasculaires. Mieux vaut prévenir que guérir*, 2023.
Padrig MAHE, *Vers un mieux-vivre en EHPAD, Guide pratique pour déployer une Offre d'Activités et d'Animations (OAA)*, 2023.
Jacques MORNAT, *Presque tout sur la médecine en France. Pour mieux comprendre le système de santé*, 2023.
Michel BOURIN, *Faire face au polyhandicap*, 2023.
Dr Pierre MESTOUDJIAN, *La méthode facile pour arrêter de fumer du jour au lendemain, Le nouvel antidote du tabac*, 2023.
Thibaut COUSSENS-BARRE, *La patrimonialisation des collections d'échantillons biologiques*, 2022.
Christian PIROLLI, *Passeur... Par maux et par mots de patients, la parole d'un médecin*, 2022.
Faouzia PERRIN, *L'État et la santé. Quelle finalité à la politique de santé ?*, 2022.

Olivier Nkulu Kabamba

Le cancer et la sorcellerie

Narration d'un malentendu étiologique et clinique en médecine

L'Harmattan

5-7, rue de l'Ecole-Polytechnique, 75005 Paris
http://www.editions-harmattan.fr
ISBN : 978-2-336-43748-4
EAN : 9782336437484

Introduction

Le cancer et la sorcellerie : voici une narration d'un malentendu étiologique et clinique en médecine. Il ne s'agit pas de récits qui sortent de l'imaginaire de l'auteur, mais des récits des patients rencontrés dans le cadre d'une démarche clinique dans laquelle une réelle atmosphère de confiance s'est établie dans la relation soignant-soigné.

Certains patients sont convaincus que le cancer dont ils souffrent est l'effet de la sorcellerie qui en est la cause. « Le cancer est une maladie envoyée » selon l'expression utilisée dans l'étude de Laurent Zelek, chef de service d'oncologie médicale au centre hospitalier universitaire (CHU) Avicenne/France, et Carolyn Sargent, professeur d'anthropologie médicale à Washington University, Saint-Louis, États-Unis. Leur étude est intitulée : « Réflexions sur la prise en charge des femmes originaires de l'Afrique de l'Ouest en cancérologie »[1]. En médecine, nous sommes parfois confrontés à cette étiologie qui dans certains cas relève des malentendus culturels dans le domaine de la santé comme le souligne Raymond Massé (1999) professeur d'anthropologie de la santé à l'Université Laval

---

[1] Zenek, L. et Sargent, C., (2021), « Réflexions sur la prise en charge des femmes originaires de l'Afrique de l'Ouest en cancérologie » in La santé en action, n° 455 – Mars 2021 Dossier : Migrants en situation de vulnérabilité et santé.
file:///Users/wiseman/Downloads/402105_spf00002848.pdf

au Québec : « Avant de devenir signe clinique, le symptôme est déjà signe pour le malade lui-même et son entourage. Ce qui devient le langage populaire de la maladie emprunte les modes d'expression qui sont acceptables, voire privilégiés, dans une culture donnée »[2]. Dans la narration de la maladie du cancer en contexte africain, la sorcellerie est bien souvent mise en accusation comme agent causal ou origine du mal[3]. Lorsqu'arrive un malheur comme la maladie du cancer, on ne manque pas de pointer un doigt accusateur contre la sorcellerie comme source de ce mal. Dès lors, en médecine, comment prendre en compte l'évocation de la sorcellerie comme agent causal du cancer ? La réponse à cette question est difficile à donner, la rationalité médicale s'en trouve bousculée. Heureusement, la narration en médecine fournit une efficiente grille d'analyse et une pertinente clé de lecture. Elle renvoie en général à une histoire des malentendus cliniques et en particulier à une histoire d'un malentendu étiologique qu'il faut lever, notamment par l'attention attirée sur la polysémie des mots et sur la clarification de la sémantique médicale. Voyons cela à travers l'analyse rationnelle des récits faits par quelques malades africains arrivés en Belgique pour se faire soigner et qui mettaient dans un rapport de causalité leur cancer et la sorcellerie.

– Premier récit est celui de monsieur Coulibaly, originaire du Niger, arrivé en Belgique avec un cancer de la prostate au stade de métastases. Son récit met en lumière le

---

[2] Masse R. (1999), Les conditions d'une anthropologie sémiotique de la détresse psychologique » in Recherche sémiotique / Semiotic Inquiry, vol.19, n° 1, p. 39-62. En ligne :
http://classiques.
uqac.ca/contemporains/masse_raymond/conditions_anthropo_semiotique/conditions_ anthropo_semiotique.html.

[3] Cf. Douglas M., (1970), *Witchcraft Confessions & Accusations*, London/New York, Tavistock Publications.
DOI : 10.4324/97802037 08545

fait suivant : la médecine interrogée sur les limites de ses connaissances.

– Le deuxième récit est celui de madame Lumbu, originaire de la République démocratique du Congo, arrivée en Belgique avec un cancer du rein et admise en dialyse. Son récit met en évidence le fait suivant : la médecine fait parfois naître l'espoir hors de son champ de compétences.

Le troisième récit est celui de madame Ela, originaire du Cameroun, arrivée en Belgique avec un cancer du sein pour y recevoir des soins chimiothérapeutiques. Son récit met en lumière le fait suivant : la médecine confrontée à une étiologie étrangère à sa rationalité.

– Le quatrième récit est celui de monsieur Njoroge, originaire du Kenya, arrivé en Belgique avec un cancer du poumon nécessitant une intervention chirurgicale. Son récit met en lumière le fait suivant : la médecine mise en compétition avec la croyance religieuse.

– Le cinquième récit est celui de monsieur Dlamini, originaire d'Afrique du Sud, arrivé en Belgique avec un cancer du côlon pour une opération chirurgicale en espérant y obtenir l'euthanasie en cas d'échec de ses soins. Son récit met en évidence le fait ci-après : l'horizon de la mort comme une mise en perspective de la médecine et la sorcellerie.

Ces récits placés dans leur contexte pour mieux en évaluer l'importance et en dégager le sens indiquent que le vécu de la maladie du cancer déborde bien souvent le regard médical et débouche sur un champ d'un malentendu étiologique et clinique. Comme l'indique Jean-Christophe Weber (2013), professeur de médecine interne à l'Université de Strasbourg dans son article « Clinique des malentendus, malentendus dans la clinique médicale » : « Il y a donc lieu de distinguer la maladie comme fait biologique qui produit des manifestations qu'on peut recueillir et décrire, et la maladie comme entité organisée par la théorie »[4]. C'est pourquoi les enjeux de la narration invitent la médecine à s'ouvrir et à dialoguer avec les sciences humaines telles que l'anthropologie et la psychologie pour mieux prendre en compte l'évocation de la sorcellerie comme agent causal du cancer. Car, lorsqu'elle emprunte le chemin de la narration, l'explication de la maladie traduite en récit met en évidence deux choses : d'une part, ce que le cerveau produit, l'expérience que la personne malade vit de moment en moment, ce qu'elle pense, imagine, ressent ; et d'autre part, ce que véhiculent les catégories sociales et culturelles de son univers. À ce propos, l'anthropologue française Aline Sarradon-Eck, médecin généraliste qui s'est orientée vers l'anthropologie de la santé et qui s'intéresse à la construction sociale et culturelle de l'expérience de la maladie du cancer, indique ceci : « le modèle explicatif de la maladie est à la fois sens et langage, outil d'explication et outil de communication, une communication qui porte sur soi-même, mais en utilisant un code défini culturellement (les représentations culturelles et les significations sociales de la maladie) et qui est porteur d'un sens que lui attribue le contexte culturel et social ».[5] Autant le médecin a son modèle d'explication de la maladie, autant le malade a aussi le sien, les deux modèles explicatifs relèvent des significations sociales dont est porteur chaque protagoniste. D'où, l'explication de la maladie est sujette à controverse et à malentendu.

Les apports de la narration en médecine, comme les décrit Silvia Rossi (Université de Lorraine, Faculté de Médecine, département de Médecine narrative), sont d'une évidence certaine : « La mise en récit de l'expérience de

---

[4] Weber, J.C. (2013) « Clinique des malentendus, malentendus dans la clinique médicale », in *Revue des Sciences Sociales*, n° 50, p. 104.
[5] Sarradonc-Eck, A. (2004), « Pour une anthropologie clinique : saisir le sens de l'expérience du cancer » dans Ben Soussan, P., *Le cancer : approche psychosomatique chez l'adulte*, Paris, Éditions Ères, p. 45.

cancer participe (ou non) à l'*empowerment* de la personne malade... Elle permet avant tout d'entendre la voix des patients, de les reconnaître comme acteurs de santé et de développer chez les professionnels de santé d'indispensables capacités d'attention, d'écoute et de compréhension »[6]. L'écoute de la narration du patient, outre le bénéfice qu'en tire la personne malade elle-même en termes de la prise en compte des effets psychologiques et sociaux de son univers de vie, permet une collaboration de la personne au processus de soin ; elle permet de maximiser les avantages de la relation d'aide centrée sur l'individu malade, sa psychologie, son statut d'acteur. Tout en s'appuyant sur les normes de responsabilisation individuelle face à la maladie, elle intègre la dynamique de participation active de la personne malade. Cependant, il ne faut pas manquer de nuancer ces affirmations. Les personnes africaines atteintes du cancer étant soignées loin de leur univers culturel et social, une telle approche est susceptible de laisser à l'arrière-plan les inégalités sociales et les environnements qui jouent pour beaucoup dans le vécu de la maladie et dans les besoins très divers des personnes malades. Il ne faut pas laisser à l'arrière-plan les préjugés culturels, raciaux, sociaux qui peuvent naître ; ni les attitudes discriminatoires qui peuvent en découler, ni les stigmatisations et les marginalisations qui peuvent survenir en termes de caricatures, en termes « d'affrontement général entre la pensée dite « irrationnelle » ct la rationalité » scientifique » : « La médecine occidentale, appuyée par la science, est parvenue à établir qu'elle seule détenait la vérité sur la manière de traiter le corps. Dès lors, toute autre thérapeutique reçoit un accueil sceptique, sinon

6 Rossi, S., (2017), « Récits de personnes atteintes du cancer : de l'expérience de la maladie à la connaissance partagée », in Le sujet dans la cité, vol.1, n° 6, p.139-151. https://www.cairn.info/revue-le-sujet-dans-la-cite-2017-1-page-139.htm

franchement hostile. Le recours à ces pratiques « hérétiques » est attribué à des esprits crédules, psychologiquement faibles, etc. ».[7]

On reproche bien souvent l'arrogance à la médecine moderne. Cette posture d'arrogance peut court-circuiter la volonté de bien faire en établissant des schémas préconçus qui ne correspondent pas à la logique de la clinique qui préside au raisonnement du soin : un patient n'est pas un autre. C'est l'individu qu'il faut guérir, car la clinique est essentiellement marquée par la singularité. Si on possède les notions d'humanité et de la clinique en médecine, et que, connaissant l'universel, on ignore l'individuel qui y est contenu, on commettra souvent des erreurs de traitement, car ce qu'il faut guérir avant tout, c'est l'individu. C'est ce que traduit la notion même de la « clinique » mise en œuvre dans toute démarche de soin. C'est cet individu qu'il faut considérer – ce qui fait qu'il est lui et non « comme tout le monde ». C'est ce qui le spécifie et qu'il nous faut lui reconnaître pour nous interdire d'en prendre la maitrise comme on le ferait d'une mécanique. Soigner c'est s'ouvrir au dévoilement et de l'autre et de soi dans l'altérité et la ressemblance.

La clinique se définit par la singularité comme l'indique Bernard Chouvier, psychologue clinicien, psychanalyste, professeur émérite de psychopathologie clinique à l'université de Lyon (France) : « Ce qui définit avant tout l'approche clinique, c'est sa singularité, qui peut être reprise sous la forme suivante : trois concepts (l'intériorité, l'unicité et la totalité), deux attitudes (la présence et la compréhension), un paradoxe (sur la base d'une rencontre intersubjective, être en lien avec l'autre tout en percevant

[7] De Vinck, P. (1986), La guérison magique : entre médecine et sorcellerie. Une enquête en Puisaye (France) », in Civilisations, vol. 36, n° 1/2, Ethnologies d'Europe et d'ailleurs, p. 365-387. https://www.jstor.org/stable/41229482

l'altérité fondamentale de sa différence) »[8]. Dès lors, l'attention au récit que font les personnes malades, au lieu d'être vu comme un complément du traitement médical, devrait plutôt offrir un levier fécond de transformation des savoirs médicaux, en questionnant les logiques d'action et les cadres normatifs que la médecine et la société ont en partage. Comme l'indique Jean-Christophe Weber (2013) : « Le médecin apporte la technique d'organisation, la forme vide qui enforme le savoir du malade. Le fabricant d'hypothèses qui néglige le malade comme insignifiant manque la vérité. Mais c'est le médecin qui doit savoir, et son savoir naît du dialogue »[9]. Les soins sont le lieu du langage. Soigner c'est se donner le temps et le cadre pour que l'identité et l'unicité du patient s'expriment, se formulent dans le langage qui conviendra – verbal ou non verbal –. Le philosophe allemand, Hans-Georg Gadamer dans son ouvrage « *Vérité et Méthode* » paru en 1960, énonce cette formule célèbre : « l'être qui peut être compris est langage ». Toute narration du vécu de la maladie est un langage.

La narration des personnes malades qui identifient la sorcellerie comme agent causal de leur cancer est une reformulation des termes dans lesquels la maladie est définie et appréhendée par les personnes elles-mêmes ainsi que par les sociétés et cultures desquelles ces personnes proviennent. Cette démarche de reformulation interroge et donc bouscule la rationalité de la médecine. Dans la confrontation entre la rationalité médicale[10] et la rationalité

---

[8] Chouvier, B. (2016), « La singularité de l'approche clinique », in Chouvier, B. et Attigni, P., (dir), *L'entretien clinique,* coll. « Cursus », Paris, Armand Collin, p.19-29.
https://www.cairn.info/l-entretien-clinique-9782200616076-page-19.htm@@@@@@@@

[9] Weber, J.C. (2013) « Clinique des malentendus, malentendus dans la clinique médicale », in *Revue des Sciences Sociales*, n° 50, p. 104.

[10] Quelques références sur la rationalité médicale :

de la croyance dans la sorcellerie[11], la médecine narrative fournit une des clés indispensables pour une prise charge efficace du malentendu étiologique évoquant la sorcellerie comme cause du cancer. En médecine, les récits des Africaines et des Africains atteints d'un cancer révèlent l'histoire de ce malentendu étiologique. Dans leurs récits apparaît une évidence, à savoir l'absence de différenciation entre la médecine fondée sur les preuves (la médecine-science, la médecine moderne) et les approches « alternatives » au mieux non prouvées ou mieux relevant d'une rationalité étrangère. Certes, la médecine moderne n'est pas sans défaut et la science sur laquelle elle est fondée n'est pas idéologiquement neutre. Néanmoins, elle offre aux malades une efficacité et une sécurité sans commune mesure avec celle des pratiques qui, au mieux, reviennent à une manière sophistiquée de faire jouer l'imaginaire culturel ou les croyances profanes ou religieuses. Or, il se trouve qu'à l'heure actuelle les médecines « alternatives » sont portées par un fort courant anti-science et anti-autorités, qui s'exprime très largement dans les cultures africaines. Certains parlent de la domination des théories complotistes qui fonctionnent comme des mécanismes du nettoyage des cerveaux. Cela amène certains malades à délaisser des traitements efficaces (même si leur efficacité est relative et leur toxicité réelle) pour des approches qui

---

[11] Quelques références sur la rationalité de la croyance :
– Ndoumou, M., (2004), « Paradigmes de la médecine africaine, rationalité médicale et mythe du cadre de référence », in Exchorésis, vol.2, Issue 2, p.149-174
– Bitjick Likeng, P. (dir) (2017), *Religion, rationalité et croyance à la sorcellerie en Afrique : défis théologiques et pastoraux,* Yaoundé : Faculté de théologie, Institut catholique de Yaoundé : Presses de l'UCAC.
– Fabrice Clément, « L'esprit ensorcelé », *Terrain* [En ligne], 41 | 2003, mis en ligne le 11 septembre 2008, consulté le 27 novembre 2023. URL : http://journals.openedition.org/terrain/1670 ;
– DOI : https://doi.org/10.4000/terrain.1670

leur promettent une guérison rapide ou une guérison miraculeuse sur la base de résultats anecdotiques et/ou de théories d'ordre magique. Cela incite également une partie de la population à refuser entre autres les vaccinations et les dépistages, avec les conséquences que l'on appréhende, par exemple : les pics des épidémies qui réapparaissent régulièrement en Afrique.

Il apparaît clairement l'histoire d'un malentendu étiologique et clinique dans les récits faits par des malades africains atteints d'un cancer qui sont arrivés en Belgique pour se faire soigner et qui mettent en rapport de causalité leur cancer et la sorcellerie. Dans ces récits, comme nous allons le voir, n'apparaît pas clairement la distinction entre une étiologie dont l'évidence est prouvée et celle qui repose sur la tradition, sur des hypothèses invérifiables, ou qui évoque des théories contraires à toutes les connaissances actuelles d'une médecine fondée sur les faits et les preuves (en anglais « *Evidence-Based Medicine* (EBM) », ou médecine factuelle.

Le cancer et la sorcellerie : une histoire d'un malentendu étiologique et clinique en médecine. Cette constatation d'autres l'ont fait, notamment, Laurent Zelek et Carolyn Sargent (2021) dans leur étude « Réflexions sur la prise en charge des femmes originaires de l'Afrique de l'Ouest en cancérologie ». Ils y décrivent les difficultés que rencontrent les médecins et les infirmières en cancérologie lorsqu'ils sont appelés à prendre en charge les malades en provenance d'Afrique, des patients n'ayant pas la même culture et la même éducation, a fortiori lorsque s'ajoute la barrière de la langue. Et parmi ces difficultés en clinique s'invite l'étiologie du cancer : « toutes les femmes auxquelles on a posé la question, nous ont confirmé l'existence d'un champ lexical pour cette maladie principalement liée au concept de la sorcellerie où la maladie est envoyée par autrui. Une expression, par exemple, « kabon », veut dire « jeter un sort ». Ainsi la question de l'origine revient à savoir QUI a envoyé cette maladie, esprit ou personne. La motivation habituelle est la jalousie, à cette dernière correspond aussi bien souvent un sentiment de culpabilité de la personne malade qui se perçoit comme une victime cancérologie »[12].

À propos de ce malentendu étiologique et clinique en médecine, pour la visibilité de mon propos dans cet ouvrage, ma présentation se déroule comme suit : à la suite de chaque récit, j'émettrai un avis sous forme de grille d'analyse et de clé de lecture, en mettant en lumière les raisonnements qu'il suscite ainsi que les questions qu'il soulève dans mon esprit. Dans la dernière partie, c'est-à-dire avant la conclusion, j'indiquerai, sur bases de fondements de la philosophie de la médecine, ce que j'entends par « narration en médecine » lorsque la sorcellerie est évoquée comme agent causal du cancer.

---

[12] Zenek, L. et Sargent, C., (2021), « Réflexions sur la prise en charge des femmes originaires de l'Afrique de l'Ouest en cancérologie » in La santé en action, n° 455 – Mars 2021 Dossier : Migrants en situation de vulnérabilité et santé.
file:///Users/wiseman/Downloads/402105_spf00002848.pdf

I.

La narration en médecine devant le cancer comme maladie à cause inconnue : le mal et son mystère

1.1. Le récit de monsieur Coulibaly : Quand la médecine est interrogée sur les limites de ses connaissances !

Il s'appelait Coulibaly, il venait de l'Afrique de l'Ouest, précisément du Niger, avec un espoir fou de s'en sortir de son cancer métastatique de la prostate. Il avait été admis à l'Institut Jules Bordet, un prestigieux établissement hospitalier de Bruxelles mono-spécialisé, c'est-à-dire entièrement consacré à la prévention, au traitement et à la recherche dans le domaine de la cancérologie. Sa famille avait dépensé beaucoup de moyens pour qu'il parvienne à se faire hospitaliser en Belgique dans ce haut lieu du savoir médical sur le cancer appartenant à l'Université Libre de Bruxelles.

Monsieur Coulibaly ne souffrait pas seulement du cancer de la prostate, il était aussi affecté par un état dépressif dû à son désespoir. Lui qui avait toujours tout réussi dans sa vie : ses études et ses affaires. Il ne parvenait pas à intégrer le fait qu'il était devant un mal qui allait anéantir tout cela. Monsieur Coulibaly était le quatrième fils d'une fratrie polygamique composée de 14 enfants. Du haut de ses 47 ans, il avait une jolie femme dont il montrait généreusement la photo à tous ses visiteurs. Il l'avait rencontrée en France lors de ses études en gestion des affaires. Elle s'appelait Fatoumata, « ''Fatou'' pour les intimes » disait-il avec un agréable, fier et consolateur sourire. Fatoumata lui avait donné des jumeaux une année avant qu'on lui annonce sa maladie. Effectivement, sur sa table de chevet trônait la photo de ses deux enfants. Comme des anges gardiens qu'on invoque, monsieur Coulibaly n'avait de cesse de les regarder.

Mais la grande préoccupation de monsieur Coulibaly était ailleurs, c'était qu'on découvre la cause exacte de son cancer. Voilà qui le préoccupait. Dès son arrivée à l'Institut Jules Bordet, il cherchait désespérément à savoir la cause première de son cancer de la prostate déjà très avancé.

« Mon cancer ! » disait-il, « je cherche à savoir, d'où vient-il ? »

« Qu'on m'explique, d'où vient le mal dont je souffre et qui m'anéantit. »

« Je veux non seulement qu'on me soigne, mais aussi qu'on me dise ce qui a provoqué ce cancer dans mon corps ».

« L'autre jour, le docteur m'a dit : le cancer de la prostate est un cancer dont on ne connaît pas la cause ».

« Je le dis ouvertement : sa réponse a été pour moi difficile à comprendre et à accepter ».

« Une semaine plus tard, j'ai vu un autre médecin, je lui ai posé la même question : docteur, quelle est la cause exacte du cancer dont je souffre ? »

La réponse de cet autre médecin : « On ne connaît pas la cause exacte de ce cancer, on connaît seulement les facteurs de risque. Vous les Africains, vous êtes très vulnérables au cancer de la prostate, vous appartenez à une catégorie à risque ».

« La réponse de ce deuxième médecin m'a secoué ».

« Je me suis posé la question : s'agit-il d'un médecin raciste ? »

« D'où vient le cancer de la prostate ? Qu'est-ce qui l'a provoqué de mon corps ? » continua-t-il sans cesse à demander aux soignants et à s'interroger lui-même.

Dès notre première rencontre, monsieur Coulibaly me fit part de sa grande préoccupation, celle de connaître la cause de son cancer.

« Vous, vous êtes mon frère africain et en plus du domaine médical, dites-moi, d'où vient le cancer de la prostate ? Qu'est-ce qui provoque cette maladie ? »

« Je ne veux pas partir (c'est-à-dire mourir) sans obtenir de réponse à cette question ».

Ma réponse : « les médecins qui vous prennent en charge ont raison. Jusqu'à présent, la science n'en connaît pas elle-même les causes exactes ; elle n'est pas encore parvenue à découvrir ni à déterminer la cause exacte du cancer de la prostate. Elle indique seulement les facteurs favorisant la survenue de ce cancer ».

« Alors, est-ce que c'est un mystère caché ? » dit-il, fâché.

« Quel est ce mal dont on ne parvient pas à identifier la cause ? »

« Quelle est cette maladie dont on ne parvient pas à identifier la cause malgré toutes les connaissances scientifiques et les performances technologiques ? »

« Lorsqu'on parviendra à découvrir la cause, moi je ne serai plus là », dit-il avec un air à la fois de découragement et de révolte.

Le téléphone sonna, au bout du fil c'était son frère aîné et sa femme Fatoumata, tous deux restés au pays.

« Et alors ! qu'est-ce que les médecins m'ont dit ? » répéta monsieur Coulibaly. (Je suppose que c'est la question qui lui fut posée au téléphone).

Il soupira profondément en signe de désespoir, hocha la tête et puis répondit :

« Ils ne connaissent pas la cause de mon cancer ».

« Ils m'ont dit qu'ils ne savent pas ce qui a provoqué cette maladie dans mon corps et donc, à ce que je vois, ils ne sauront pas me guérir parce qu'ils ne connaissent pas la cause de ma maladie ».

Pleurs...

« De plus en plus je pense retourner là-bas », dit-il en sanglotant.

Au bout d'un moment, monsieur Coulibaly répéta deux fois : « qui ? », « qui ? »

Puis il ajouta : « Qui est allé voir Cheik P. (le marabout), qu'est-ce qu'il lui a dit ? »

« Est-ce qu'il lui a demandé d'où ça vient mon cancer ? » interrogea monsieur Coulibaly à son interlocuteur.

« Oui, oui, la cause exacte »

« Alors, vous me le passez au téléphone... »

« « Inshallah... à qui j'ai l'honneur s'il vous plaît ? »

« Oui, oui, je vous écoute »

Je n'ai jamais su avec qui monsieur Coulibaly conversait. Mais je le voyais intéressé et en confiance avec son interlocuteur au téléphone.

Long moment de silence interrogatif... téléphone à l'oreille, monsieur Coulibaly fronça les sourcils en signe d'étonnement.

« Donc, il va falloir que je retourne là-bas ? » demanda monsieur Coulibaly.

« Je n'ai pas bien saisi, Cheik a dit quoi ? »

Long silence d'écoute attentive... téléphone bien serré à l'oreille avec la main gauche, main droite serrant très fort sa chemise de patient ouverte à l'arrière. « Je réalise maintenant ce que c'est... »

« C'est pourquoi ici, ils ne parviennent pas à trouver la cause ». « Je m'en doutais bien... »

« Je disais : c'est pourquoi ils ne sont pas parvenus jusqu'à présent à me dire ce qui a provoqué cette maladie dans mon corps ». « Barrer la route... Ils ne savent quoi dire sur la cause elle-même... » « La cause oui la cause, ils ne trouvent rien... ils disent qu'ils ne savent pas expliquer la cause qui déclenche le cancer de la prostate ».

Pendant de longues minutes au téléphone, resté silencieux en écoutant, monsieur Coulibaly hochait la tête en signe d'acquiescements comme quelqu'un à qui on dévoilait un grand mystère ; comme quelqu'un à qui on dévoilait un secret de longue date bien gardé.

« Je vous remercie » finit-il par dire. « Au revoir, je vous embrasse tous ». « Inshallah ».

Après avoir raccroché le téléphone, monsieur Coulibaly resta immobile pendant un long moment de silence, essuya ses larmes et but une gorgée d'eau.

Visiblement, il était psychologiquement épuisé, il s'allongea sur son lit.

« Il va falloir que je rentre au pays », dit-il.

« Dès demain, je vais demander aux médecins de me libérer », ajouta-t-il, gorge serrée.

« Certainement, je vais souffrir et peut-être même mourir à mon arrivée, mais je veux connaître la vérité. »

Il finit par lâcher le mot.

« La sorcellerie est redoutable ».

« Elle peut atteindre même les Blancs pour qu'ils ne parviennent pas à m'expliquer la cause de ma maladie ».

« Pour soigner quelqu'un et le guérir, il faut connaître la cause de la maladie ».

« Connaître ce qui a réellement provoqué la maladie, c'est très important. Sinon on ne parviendra jamais à guérir ».

« La sorcellerie ! Il faut faire attention » dit-il, en me regardant comme s'il me prévenait.

« Comment savez-vous que c'est la sorcellerie qui a causé le cancer dans votre corps ? » avais-je osé lui demander.

« Cheik l'a dit... c'est une longue histoire à expliquer ».

« Je dois me rendre sur place ».

« Tout est parti de mes dernières vacances en France avec mon cousin ».

Silence... exténué, monsieur Coulibaly avait besoin de repos lorsque je pris congé de lui.

« Je vous en parlerai en détail quand vous reviendrez le jeudi... », me dit-il.

Monsieur Coulibaly était désormais convaincu que la sorcellerie a même empêché la médecine des Blancs de trouver la cause de sa maladie. La sorcellerie a barré la route à la connaissance médicale.

Mon chemin n'avait plus croisé à nouveau celui de monsieur Coulibaly, parce que le jour convenu de notre rendez-vous, j'appris par les infirmières qu'il s'était rendu en ambulance à l'aéroport de Paris-Charles-de-Gaulle en France pour prendre son avion de retour vers son pays.

Il était retourné dans son pays avec un pronostic très défavorable.

1.2. Narration en médecine : examen du récit de monsieur Coulibaly

Grille d'analyse

Monsieur Coulibaly était reparti dans son pays avec la ferme assurance qu'il allait enfin découvrir la cause de son cancer de la prostate. Il était réparti avec la ferme conviction que la sorcellerie a barré la route à la connaissance étiologique de la médecine pour que celle-ci ne parvienne pas à lui dire la vraie cause de sa maladie. En lui, l'envie de savoir était plus forte que la volonté de rester aux soins à l'Institut Jules Bordet de Bruxelles. Devant ce mal que la médecine moderne n'était pas parvenue à lui dévoiler la véritable cause, le marabout au pays en connaîtrait la cause réelle. Monsieur Coulibaly était reparti avec une certitude du lien établi entre son cancer au stade de métastases et la sorcellerie que le dictionnaire « Larousse » définit comme : « Pratique magique en vue d'exercer une action, généralement néfaste, sur un être humain (sort, envoûtement, possession), sur des animaux ou des plantes (maladies du bétail, mauvaises récoltes, etc.) »[13]. Selon Aleksandra Cimpric, anthropologue française spécialiste de la sorcellerie moderne en Afrique : « la notion de sorcellerie dans le contexte africain, bien qu'elle ait une sémiologie plurielle, peut être définie, dans une grande partie des pays africains, comme la capacité de nuire à une personne grâce au pouvoir mystique. Par conséquent, le sorcier ou la sorcière incarne ce personnage maléfique poussé à faire du mal sous influence de cette force, pouvoir de la sorcellerie »[14]. Pour Fabrice Clément (2003) : « La sorcellerie peut être définie comme la croyance selon laquelle le malheur inexpliqué est dû à l'intention maléfique d'individus dotés de pouvoirs surnaturels »[15].

Monsieur Coulibaly était reparti avec la conviction que la sorcellerie peut même agir à distance. Car, comment expliquer le fait que les médecins en Europe, avec toutes les

---

[13] Il est intéressant de découvrir profondeur ce que recèle ce terme « sorcellerie » via l'ouvrage de Camus D., (1997), *Jeteurs de sorts et désenvoûteurs. Enquête sur les mondes sorciers : la délivrance*, Paris, Flammarion.

[14] Cimpric, Aleksandra (2010), *Les enfants accusés de sorcellerie: étude anthropologique des pratiques contemporaines relatives aux enfants en Afrique,* Dakar, UNICEF Bureau Afrique de l'ouest et du centre (BRAOC), p.5.

[15] Fabrice Clément, (2003) « L'esprit ensorcelé », *Terrain* [En ligne], 41 | 2003, mis en ligne le 11 septembre 2008, consulté le 27 novembre 2023. URL : http://journals.openedition.org/terrain/1670 ; DOI : https://doi.org/10.4000/terrain.1670

connaissances pointues et les technologies performantes qu'ils ont, ne soient pas parvenus à trouver la cause réelle de son cancer ?

Lorsqu'on pose un regard rationnel sur la narration de monsieur Coulibaly, la première question qui vient à l'esprit est la suivante : comment s'y prendre là où la médecine moderne n'a pas de réponse à la question que se pose un patient africain au sujet de la cause de son mal ? En guise de réponse à cette question, je ne vois que deux postures possibles : d'une part, rester dans l'inconfort de l'explication médicale ; et d'autre part, aller au-devant de la narration pour décrypter le récit qui évoque la sorcellerie comme cause du cancer.

1° Rester dans l'inconfort de l'explication médicale. La médecine explique les mécanismes du développement du cancer et les facteurs favorisant sa survenue et son aggravation, mais elle n'en explique pas la cause ou n'en détermine pas la cause exacte. On ne connaît pas la cause exacte du cancer de la prostate, mais on sait avec pertinence les différents facteurs qui peuvent jouer un rôle dans ce processus. Dans leur article « Biopsychosocial Aspects of Prostate Cancer », Kunkel et al. (2000) notent ceci :« The cause of prostate cancer is unknown. Possible risk factors include African American race, increased age, family history of prostate cancer, a diet high in animal fat, and high plasma testosterone. (traduction : « La cause du cancer de la prostate est inconnue. Les facteurs de risque possibles sont la race afro-américaine, l'âge avancé, les antécédents familiaux de cancer de la prostate, une alimentation riche en graisses animales et un taux élevé de testostérone plasmatique) »[16]. À ce sujet donc, selon les professeurs

---

[16] Kunkel, E., J. Bakker, R. Myers, O. Oyesablun et L. Gomella. (2000) « Biopsychosocial Aspects of Prostate Cancer » in *Psychosomatics*, vol. 41, no 2, p. 85-94. DOI : 10.1176/appi.psy.41.2.85

français en urologie [17] Georges Fournier, Antoine Valeri, Philippe Mangin et Olivier Cussenot (2004), les seuls facteurs de risques avérés du cancer de la prostate et actuellement identifiés avec certitude sont :

(a) l'âge : le cancer de la prostate est associé au vieillissement : le cancer de la prostate est l'un des cancers les plus fréquents chez les hommes, survenant essentiellement après 50 ans, voire 40 ou 45 ans dans les formes familiales (moins de 10 % des cas) ;

(b) l'existence d'antécédents familiaux de cancer de la prostate et cancer du sein : les hommes qui ont des cas de cancer de la prostate dans leur famille y sont plus exposés que les autres et, en général, le cancer risque de se déclarer un peu plus tôt chez eux les personnes dont un ou plusieurs membres de leur famille au premier ou deuxième degré ont été touchés par le cancer de la prostate, ou le cancer du sein sont considérées comme des personnes à risque, il leur est recommandé de réaliser un dépistage à partir de 40 ans ;

(c) l'origine ethnique africaine indiquant que la population masculine de souche africaine est plus à risque, à savoir les Africains d'Afrique, les Afro-Américains et les Antillais sont très vulnérables. Autrement dit, le cancer de la prostate est plus fréquent dans la population masculine d'ascendance africaine (les Africains, les Noirs américains, les Antillais). En revanche, il est plus rare dans la population asiatique ;

(d) les facteurs environnementaux et les habitudes de vie (l'alimentation) indiquant la responsabilité de certains produits chimiques polluants et une alimentation riche en graisses animales et en viande rouge. On attribue à certains pesticides des facteurs cancérigènes, tout comme à une

[17] Fournier, G., Valeri, A., Mangin, P., Cussenot, O., (2004), « Cancer de la prostate. Épidémiologie. Facteurs de risques. Anatomopathologie », in *Annales d'urologie*, vol. 38, n° 5, p. 187-206. https://doi.org/10.1016/j.anuro.2004.07.001

alimentation riche en graisses et viande rouge, mais pauvre en fruits et fibres, elle augmente le risque de développer un cancer de la prostate.

On ne connaît pas les causes exactes du cancer prostatique, mais il existe cependant plusieurs facteurs de risque[18]. Bien que des facteurs génétiques aient été associés à certains types de cancer, les recherches affirment que moins de 5 % des cancers sont associés à des mutations génétiques héréditaires qui se produisent pendant la vie d'une personne, sous l'influence de facteurs environnementaux comme l'usage du tabac ou l'exposition à la radiation.

2° Aller au-devant de la narration qui évoque la sorcellerie comme cause du cancer. Est-ce que la sorcellerie est la cause du cancer de la prostate ? Il n'existe aucune preuve matérielle et analysable de la nocuité ou de la nocivité de la sorcellerie. « C'est de l'ordre de la métaphysique », m'avait dit en plaisantant une religieuse médecin. Cela pour dire que c'est de l'ordre de la croyance qui échappe à la pensée rationnelle de la science. Les sciences n'ont jamais montré que les êtres humains pouvaient lire l'avenir grâce à des cartes, provoquer la richesse avec une potion ou faire du mal à quelqu'un en prononçant une formule magique. Dans le cadre de la maladie, comme le souligne Jean-Christophe Weber (2013) : « Le code de la sémiologie clinique ne repose que sur des signes recueillis par l'observation, le toucher, l'ouïe, prolongés par des ustensiles (stéthoscope, marteau à réflexes, thermomètre, etc.), et aussi, sur des signes dits fonctionnels, que le malade rapporte à partir de ses propres

---

[18] SAAD, F. & McCormack, (2019), *Le cancer de la prostate*, 5e édition, Montréal, AP Annika Parance éditeur, p.48-57.

perceptions et sensations (vertiges, douleurs, nausées, etc.) »[19].

Aller au-devant de la narration qui évoque la sorcellerie comme cause du cancer ou de la sorcellerie qui « barre la route à la connaissance médicale », comment le faire ? En rendant compte d'une théorie anthropologique (non médicale) qui stipule que la maladie est une construction sociale. En effet, la maladie est une construction sociale en perpétuelle évolution et variation, reflétant toujours les préoccupations d'un groupe social, d'une époque ou d'une profession. Dans leur article « Approche culturelle de la maladie. À propos d'un cas de tuberculose », les médecins français Nazia Syed et Dehbia Cherif (2016), de l'Université Paris Diderot, département de médecine générale, l'expliquent bien :

> « Effectivement, un patient est malade en fonction des représentations qu'il se fait de la santé et de la maladie, et celles-ci sont en grande partie culturelles. La santé n'est pas qu'un état subjectif, une sensation physique ou psychique, c'est aussi un fait social, un état construit, un fait de culture. C'est le groupe social, en fonction de sa culture, donc de sa représentation du monde, qui définit le normal et le pathologique. Il propose aussi des étiologies et des thérapies spécifiques selon les cas » »[20].

La théorie de construction sociale de la maladie met l'accent sur les aspects socioculturels de la maladie, à commencer par la cause de celle-ci. L'explication sociale de la causalité de la maladie est la phase primordiale de la construction sociale de la maladie. Selon l'anthropologue

---

[19] Weber, J.C. (2013) « Clinique des malentendus, malentendus dans la clinique médicale », in *Revue des Sciences Sociales*, n° 50, p. 104.

[20] Syed, N. et Cherif, D. (2016), « Approche culturelle de la maladie. À propos d'un cas tuberculose » in *Médecine*, vol.12, n° 6, p.273-278. DOI : 10.1684/med.2016.77

française Claudine Herzlich et la sociologue française Janine Pierret (1984) : « Les causes de maladies sont, à l'origine, attribuées à l'intervention active d'un esprit, Dieu ou personne, mais on ne peut dire qu'à un moment donné elles sont devenues des forces ou éléments naturels : il n'y a aucune opposition irréductible entre les deux conceptions. Il est important de noter que tous les hommes de tous les temps et de toutes les cultures ont cherché à expliquer la maladie et ses causes scientifiques reconnues aujourd'hui n'ont pas évincé complètement les savoirs populaires »[21]. On le sait pertinemment bien aujourd'hui, qu'à ses origines, la médecine était indissociable des croyances collectives. Aussi, les méthodes thérapeutiques employées étaient-elles fondées sur des rites destinés à restaurer l'harmonie perturbée du groupe social. La description des symptômes, la façon de les appréhender, de les comprendre, de les interpréter sont des constructions de la culture scientifique propres aux sociétés occidentales, et donc ne sont pas toujours les mêmes dans d'autres cultures. Ainsi, les représentations culturelles de la maladie varient d'une société à l'autre. La pratique de la médecine elle-même n'est pas épargnée par l'explication culturelle de la maladie à laquelle elle emprunte parfois la terminologie. En effet, comme le dit Jean-Christophe Weber : « le savoir-faire clinique du médecin est une capacité à remonter à partir de données expérimentales apparemment négligeables, jusqu'à une réalité complexe qui n'est pas directement expérimentale... La nature n'est pas transparente, la connaissance n'est pas immédiate. La médecine opère dans le territoire des savoirs conjecturaux »[22]. Humblement, il

---

[21] Herzlich, C., Pierret, J. (1984), *Malades d'hier, malades d'aujourd'hui. De la mort collective au devoir de guérison*, coll. « Médecine et sociétés », Paris, Payot, p.54.

[22] Weber, J.C. (2013) « Clinique des malentendus, malentendus dans la clinique médicale », in *Revue des Sciences Sociales*, n° 50, p. 104.

faut donc accepter que la médecine n'ait pas de réponse à toutes les questions que se pose le malade, comme le soulignent d'ailleurs l'oncologue Laurent Zelek et l'anthropologue Carolyn Sargent (2021) : « Quel que soit son milieu culturel ou son origine ethnique, toute personne confrontée à la maladie s'efforce de répondre aux mêmes interrogations : comment est-ce arrivé ? Ce mal a-t-il une origine ? Pourquoi cette injustice m'affecte-t-elle ? Le type de réponse varie en fonction du contexte ethnique et culturel. Il semble d'autant plus crucial pour les patients de combler ce vide que la médecine telle que nous la pratiquons n'a pas pour objectif d'apporter une réponse à ces questions ».

Clé de lecture

Je pense que percevoir dans la narration de monsieur Coulibaly une demande légitime d'information provenant d'une connaissance fouillée et adaptée à son besoin réel des connaissances offre une clé pertinente de lecture de son récit. C'est, en effet, un état d'incertitude qui amène un individu à rechercher l'information, incertitude liée soit à un problème à résoudre soit à une disparité constatée entre les caractéristiques communément appliquées aux phénomènes, lorsqu'un phénomène, à première vue, ne correspond pas à ces caractéristiques. Le processus de recherche d'information chez l'individu peut alors être vu comme un cheminement pour diminuer cette incertitude, voire la faire disparaître. Selon Simonnot (2006), le besoin d'information ne peut pas être observé directement, mais seulement à travers ses effets sur l'environnement c'est-à-dire à travers l'activité du chercheur. Le besoin d'information est une sensation de l'individu d'une lacune dans ses connaissances. Le besoin d'information est créé par la prise de conscience par un individu d'une lacune dans l'état de ses connaissances. Pour ce faire, l'individu a besoin d'un appui pour combler le plus rapidement possible ces lacunes, en supposant souvent qu'à une lacune correspond un ensemble déterminé de réponses pertinentes. Et si le besoin d'information est vu comme ponctuel : l'utilisateur formule une équation de recherche et le support lui fournit un certain nombre de résultats[23]. Certains patients ont besoin d'une information fouillée et conséquente, adaptée à leur besoin de recherche d'un véritable savoir qui s'exprime en réel besoin d'information. Ils sont demandeurs d'une connaissance qui dépasse une simple information. Le besoin d'information correspond à la prise de conscience d'un écart entre une représentation de ce que je crois que je sais et une représentation de ce dont je pense avoir besoin pour résoudre un problème d'ordre cognitif. Selon les spécialistes des sciences de l'information, notamment, Yves-François Le Coadic (1998), André Tricot (2004), Vincent Sarmejeanne (2003) : le besoin d'information résulte d'une prise de conscience, par le sujet, du manque de connaissances nécessaires à la résolution d'un problème ou à l'atteinte d'un objectif visé, et ce dans une situation donnée. On distingue le besoin d'information en vue de la connaissance (savoir) et le besoin d'information en vue de l'action donnée (agir)[24]. Selon eux, le manque génère un besoin d'information susceptible de déclencher une activité documentaire dont le

---

[23] Simonnot B., 2006, « Le besoin d'information : principes et compétences » in Actes de la conférence Thémat'IC 2006 Information : besoins et usages, Strasbourg, 17 mars 2006, pp 40-56. [en ligne] http://www.enssib.fr/bibliotheque-numerique/notice-1940

[24] Quelques références à ce sujet :

– Le Coadic, Y.-F. (1998), *Le besoin d'information : Formulation, négociation, diagnostic*, Paris, Éditions ADBS.

– Tricot, A. (2004), « Besoin d'information » in *Argos*, décembre 2004, n° 36, p. 36-39.

– Sarmejeanne, V. (2003), « L'enseignant de lycée et son besoin d'information : de la connaissance au savoir, vers la définition d'un besoin spécifique » in *Esquisse*, juin-juillet-août 2003, n° 28-33, p. 68-75.

but vise, dans ce cas, la satisfaction de ce besoin. Le besoin d'information engage la capacité de réponse du système d'information. Les études dans ce domaine s'intéressent donc au diagnostic du besoin, aux conditions et aux méthodes permettant une analyse pertinente du besoin d'information dans le but d'optimiser l'adéquation entre la question posée et la réponse du système. Yves-François Le Coadic (1998 affirme que la formulation du besoin d'information se manifeste au travers d'une négociation entre le chercheur et le système d'information. Il en ressort d'une part que la question est l'indicateur essentiel du besoin d'information et que, d'autre part, le couple question/réponse conditionne la base de l'interaction informationnelle avec le système, laquelle a pour but d'acheminer progressivement le chercheur vers la satisfaction de son besoin et la fin de l'activité documentaire.

La narration de monsieur Coulibaly manifeste un réel besoin d'information dans le sens de combler un manque de connaissances nécessaires à la résolution d'un problème. Le besoin d'information de monsieur Coulibaly engage la capacité de réponse du système d'information représenté par les médecins et les autres personnels de la santé qui l'avaient pris en charge. Nous retrouvons dans la narration de monsieur Coulibaly textuellement ce qui est ci-haut : le besoin d'information vient du constat d'un manque de connaissances, sur un sujet particulier confronté à une situation de résolution d'un problème d'information. Sa prise de conscience donne lieu à un questionnement de l'individu sur les moyens et les méthodes pour trouver des informations. Et comme le disent les spécialistes, la formulation d'un besoin d'information est à l'origine d'une interaction entre un sujet chercheur et un système d'information.

Le cas de monsieur Coulibaly ressemble à s'y méprendre au cas de Ramata rapporté par Laurent Zelek, chef de service d'oncologie médicale, centre hospitalier universitaire (CHU) Avicenne/ France, et Carolyn Sargent, professeur d'anthropologie médicale, Washington University, Saint-Louis, États-Unis, dans leur étude (2021) dans leur étude intitulée « Réflexions sur la prise en charge des femmes originaires de l'Afrique de l'Ouest en cancérologie »[25] :

> « L'histoire de Ramata illustre le caractère incompréhensible et surnaturel du cancer du sein. Cette jeune patiente âgée d'une trentaine d'années et mère de jeunes enfants fut diagnostiquée d'un cancer du sein localement avancé... à l'issue d'un nouvel échec thérapeutique, elle décida avec son mari de retourner au Mali pour recourir aux médecines traditionnelles, se confiant à nous en ces termes : « le professeur a tout essayé, il l'a bien soignée, mais la maladie a résisté, c'est donc qu'il faut traiter avec des moyens différents ». On soulignera... simplement, que l'échec thérapeutique a fait basculer cette tumeur parmi les pathologies surnaturelles ».

---

[25] Zenek, L. et Sargent, C., (2021), « Réflexions sur la prise en charge des femmes originaires de l'Afrique de l'Ouest en cancérologie » in La santé en action, n° 455 – Mars 2021 Dossier : Migrants en situation de vulnérabilité et santé. file:///Users/wiseman/Downloads/402105_spf00002848.pdf

II.

La narration en médecine devant le cancer comme punition : la conséquence de la faute

2.1. Le récit de madame Lumbu : Quand la médecine suscite un espoir au-delà de son champ des compétences !

On ne lui donnait pas ses 72 ans accomplis, madame Lumbu était originaire de la République démocratique du Congo dans la région des Grands Lacs. Grâce à sa nièce mariée à un citoyen belge, madame Lumbu était arrivée en Belgique dans le service de dialyse de l'hôpital saint Pierre d'Ottignies. Elle était atteinte d'un cancer du rein qui nécessitait une dialyse organisée en trois séances par semaine. Elle parlait le swahili, moi aussi. Mère de quatre enfants, 2 filles et deux garçons, grand-mère de sept petits-enfants, arrière-grand-mère une fois, veuve depuis une dizaine d'années, madame Lumbu avait exercé le métier d'enseignante toute sa vie. « C'est le plus beau métier du monde », disait-elle. « Si c'était à refaire, je recommencerais volontiers ».

D'entrée en jeu, dans la narration de l'histoire de sa maladie, madame Lumbu pointait directement la sorcellerie comme cause de sa maladie, et précisément comme une punition.

« Ma maladie, je sais exactement d'où elle vient » affirma-t-elle d'emblée.

« Elle vient de ma belle-famille », « c'est une punition ».

« Après la mort de mon mari, j'avais vendu certains biens qui appartenaient à sa famille sans leur consentement ».

« La foudre n'avait pas tardé à s'abattre sur moi ».

« Ma belle-famille ne m'a pas ratée ».

« Comment ils m'ont eue ? Je pense certainement à partir du thé ».

« J'aimais boire le thé de notre plantation. Je pense que pour m'avoir, ils ont ensorcelé les plantes de thé sachant que j'aime le thé ».

« Tous les jours je prenais mes deux tasses de thé mélangé au gingembre ».

« Au début, j'avais remarqué la présence du sang dans mes urines », dit madame Lumbu.

« Cela ne m'avait pas trop inquiétée, j'avais cru que ça allait passer ».

« Je pensais que cela allait passer parce que consommer du gingembre permet d'éliminer les toxines et par la même occasion il purifie le sang et nettoie les reins ».

« Les jours passaient, j'avais commencé à avoir de plus en plus de fatigue, ma tension artérielle montait et mes pieds gonflaient de plus en plus au niveau des chevilles ».

« Je ne parvenais plus à garder quelque chose dans mon estomac. Dès que j'avalais quelque chose, je vomissais ».

« C'est alors que ma nièce qui était allée en vacances me rendre visite a pensé me ramener avec elle en Belgique pour me faire soigner ».

« Après un jour à l'hôpital, le docteur m'a dit : madame, votre maladie est grave. On va vous aider, on va commencer par purifier votre sang ».

« Là, j'ai tout de suite compris... Purifier mon sang !!! »

« La purification de mon sang va me débarrasser de ce qu'ils ont mis dans mon corps ».

« On va me purifier le sang... et ça va partir ».

« J'ai la chance... déjà après la purification de mon sang tout ira bien, je pourrai rentrer chez moi ».

« Les méchants, ils ont voulu me tuer... », répétait sans cesse madame Lumbu.

« Comme ils me détestaient déjà quand mon mari était encore en vie... Ils n'ont pas tardé de me punir ». « Du vivant de mon mari, ils me menaçaient déjà ».

Madame Lumbu était convaincue que son cancer du rein était une punition que lui avait infligée sa belle-famille.

« Le docteur m'a dit qu'on allait placer une machine qui va purifier mon sang ».

« La purification de mon sang va me sauver... et je ne vais plus boire le thé qu'ils ont utilisé pour me punir ».

Madame Lumbu le disait avec beaucoup d'espoir de guérir. Elle s'accrochait aux termes « purifier le sang » qui avaient été prononcés par le médecin. Elle s'accrochait à la dialyse comme à une potion magique qui allait la débarrasser des effets de la sorcellerie qu'elle considérait comme une punition de la part de sa belle-famille qu'elle avait offensée en vendant leurs biens sans leur consentement.

La dialyse est un traitement de suppléance, certes elle débarrasse le sang des déchets et de l'eau, des toxines accumulées en excès dans le corps, mais elle n'assure qu'incomplètement le remplacement de la fonction rénale.

« Ils vont purifier mon sang... »

Quand la médecine suscite un espoir déraisonnable !

Quand la médecine suscite un espoir au-delà de son champ des compétences !

« Purifier mon sang » = « Me purifier de la sorcellerie », l'équation était vite faite dans la conviction de madame Lumbu.

Dès qu'elle avait entendu de la bouche de son médecin traitant « on va purifier votre sang », la preuve était faite : j'ai été ensorcelée. La belle-famille m'a empoisonnée pour me punir. La dialyse va m'en débarrasser. Je vais guérir. Pour madame Lumbu, la dialyse avait désormais pour mission : purifier le sang (éliminer les toxines) qui signifiait pour elle, débarrasser le corps des effets de la sorcellerie, du sort qu'on lui avait jeté.

Ainsi s'est mis en place ce malentendu bien décrit en ces termes par Jean-Christophe Weber (2013) :

> « Ce malentendu tient en partie au statut épistémologique controversé de la médecine et au rôle social qui en est le corrélat. La société, les malades/usagers, ont des représentations variables de ce statut et de ce rôle, des intuitions plus ou moins précises de ce que sont l'opération de pensée médicale, la nature de son raisonnement, sa position vis-à-vis des sciences. Il peut en résulter de graves malentendus sur ce qu'on peut attendre ou exiger d'un médecin... L'ambiguïté de son rôle ne manque pas de générer chez le médecin des embarras dans la pratique... »[26]

2.2. Narration en médecine : examen du récit de madame Lumbu

Grille d'analyse

L'analyse de la narration indique clairement que, sans le savoir, dans son récit, madame Lumbu décrivait exactement les principaux symptômes lorsque la fonction rénale est dégradée. « J'avais remarqué la présence du sang dans mes urines », « j'avais commencé à avoir de plus en plus de fatigue, ma tension montait et mes pieds gonflaient de plus en plus au niveau des chevilles » ; « Je ne parvenais plus à

---

[26] Weber, J.C. (2013) « Clinique des malentendus, malentendus dans la clinique médicale », in *Revue des Sciences Sociales*, n° 50, p. 105-106.

garder quelque chose dans mon estomac. Dès que j'avalais quelque chose, je vomissais». Les manuels médicaux, notamment Escudier & Mejean (2009), Coulange & Rixe (2009), signalent que, souvent, le cancer du rein se développe sans provoquer de symptôme particulier. Les signes les plus classiques d'un cancer du rein sont la présence de sang visible dans les urines (hématurie). Parmi les autres indicateurs, on trouve aussi : la fatigue, les troubles digestifs (nausées, vomissements), l'hypertension artérielle, les démangeaisons et crampes, les œdèmes aux chevilles correspondant à une rétention d'eau et de sel[27]. Mais ces indicateurs ne sont pas exclusivement propres qu'au cancer du rein.

On peut remarquer que dans la narration de madame Lumbu, la rationalité médicale se retrouve grâce à la description des symptômes que fait madame Lumbu elle-même. Mais là où les choses se compliquent pour la rationalité médicale, c'est lorsque madame Lumbu évoque son cancer comme « une punition de sa belle-famille », que son cancer a comme agent causal « la sorcellerie ou le mauvais sort qui lui a été jeté par sa belle-famille ». La rationalité médicale bute à la difficulté de ne pas établir le rapport de causalité entre le cancer du rein qui affecte madame Lumbu et la sorcellerie. La causalité entre la sorcellerie et le cancer n'est pas envisageable en médecine. Le manuel d'ARC (Fondation pour la recherche sur le cancer - en France) renseigne que : « On sait peu de choses sur les causes du cancer du rein. Il est toujours difficile de

[27] Voir à ce sujet :

– Escudier, B. & Mejean, A. (2009), *Mieux comprendre le cancer du rein*, coll. « Dialogue Médecin-Malade », Paris, Éditions John Libbey Eurotext,

– Coulange, C. & Rixe, O. (2009), *Cancer du rein, guide à l'usage des patients et de leur entourage,* coll. « Nouveaux traitements », Paris, Éditions Bash.

savoir pourquoi un cancer se développe. Cependant, plusieurs facteurs de risque de cancer du rein ont été identifiés, comme l'âge ou le tabagisme. On ne sait pas de manière claire si l'hérédité joue un rôle dans l'apparition du cancer du rein et, si oui, dans quelle mesure. Pour un petit nombre de patients, le cancer du rein est particulièrement fréquent dans leur famille. Le cancer du rein, comme tous les autres types de cancers, n'est pas contagieux ». [28]

Lorsqu'on pose un regard rationnel sur la narration de madame Lumbu, on se rend à l'évidence que les mots ont un sens. Mais quel sens ? La polysémie affecte les mots et fait naître plusieurs sens différents et des compréhensions parfois opposées ou qui ne correspondent pas à la même réalité. Et parfois, le même mot utilisé peut être référé aux réalités différentes.

Parlant de la dialyse, madame Lumbu a entendu de la bouche du médecin : « on va purifier votre sang ». Certainement, le médecin référait madame Lumbu à la fonction des reins qui sont des organes vitaux qui participent au bon fonctionnement de l'organisme. Présents dans l'appareil urinaire, ils filtrent le sang et éliminent les déchets du corps à travers les urines. En effet, le rein a une double fonction : d'une part, filtrer le sang et éliminer les déchets en fabriquant l'urine ; et d'autre part, assurer la stabilité des liquides corporels en maintenant constantes les concentrations des substances qui y sont dissoutes (sels, acides, etc.)

Lorsque la fonction rénale est dégradée, cas d'insuffisance rénale, la dialyse est utilisée pour éliminer les déchets du sang. C'est qu'on appelle en termes médicaux « l'hémodialyse » qui consiste à recourir à un

---

[28] Fondation pour la recherche sur le cancer – ARC–, (2015), *Les Cancers du rein,* Villejuif, www.fondation-arc.org https://www.fondation-arc.org/sites/default/files/2023-05/Brochure_c ancerr ein_PM.pdf

appareil pour filtrer les déchets et l'excédent d'eau du sang. Techniquement, on insère un tube spécial, appelé cathéter pour dialyse, dans une grosse veine de votre corps. On enlève le sang de votre corps en petites quantités, l'appareil le filtre, puis on le retourne dans votre corps.

Madame Lumbu, elle, avait compris que la dialyse allait purifier son sang des effets néfastes de la sorcellerie. Elle référait la dialyse aux rites de purification qui ont lieu dans sa culture lorsqu'on juge que quelqu'un est victime de la sorcellerie. Les rituels magiques de purification utilisent toutes sortes d'ingrédients, le sel notamment est un élément indispensable des rituels de purification. Madame Lumbu avait compris « la purification de son sang » dans le sens d'une action qui allait la débarrasser des énergies négatives qui l'encombrent, des effets du mauvais sort que sa belle-famille lui avait jeté.

Les mots ont un sens. Mais quel sens ? La narration en médecine indique qu'il est nécessaire que les professionnels de santé soient outillés ou initiés aux techniques qui permettent de pénétrer le sens des mots utilisés par leur patient dans la narration de leur maladie. Dialyse = purification du sang des déchets ? Mais quels déchets ? Là où la médecine fait référence aux toxines, à l'excès d'eau et de sel, madame Lumbu fait référence aux effets de la sorcellerie : les toxines, l'excès d'eau et de sel sont identifiés par elle comme des produits néfastes de la sorcellerie. Cette compréhension de madame Lumbu attire l'attention de la médecine sur la polysémie comme piège qui doit retenir l'attention lorsqu'elle est en présence de la narration faite par le patient. Dans la relation médecin-patient, la sémantique médicale doit être accompagnée d'une mission pédagogique afin que les termes utilisés soient bien compris par le patient, selon la rationalité médicale.

« Ils vont purifier mon sang... »

Quand la médecine suscite un espoir déraisonnable !

Quand la médecine suscite un espoir au-delà de son champ des compétences !

« Nous allons vous aider en commençant par purifier votre sang ».

Cette phrase prononcée par le médecin a fait naître un espoir déraisonnable, mais surtout un espoir hors du champ des compétences de la médecine. Madame Lumbu a entendu dire que la dialyse allait purifier son sang des effets de la sorcellerie et donc la guérir du mauvais sort que lui avait jeté sa belle-famille. Madame Lumbu a cru annihiler les effets de la sorcellerie par les moyens médicaux, à savoir, la dialyse.

La médecine ne peut pas guérir la sorcellerie. C'est hors de son champ rationnel des compétences. La guérison et le bon rétablissement de la sorcellerie ne relèvent pas de la médecine. Tous les jours, en médecine, nous ne pouvons pas nous amuser à inventer une fin positive à des mésaventures désagréables qui nous sont arrivées dans le passé. Et aussi, entendre la vérité pour les malades est parfois nécessaire pour mieux se préparer à faire face à l'épreuve qui les attend. Donc, gare aux malentendus, car tous les optimismes ne se valent pas. Être animé par un optimisme irréaliste peut se révéler parfois délétère dans le domaine de la maladie, surtout lorsque celle-ci est inguérissable. C'est comme ça que des personnes vont soigner un cancer avec des plantes parce qu'elles croient fermement que rien de grave ne peut leur arriver, que tout va s'arranger sans qu'elles n'aient besoin d'une chimiothérapie ou d'une radiothérapie. Dans certaines situations, on remarque même qu'un optimisme forcé et factice qui étouffe les émotions négatives est parfois totalement contre-productif. Il constitue alors un fardeau émotionnel particulièrement « plombant » dans une période où le malade a besoin de toute son énergie.

« Ils vont purifier mon sang... et tout ira bien »

« Quand ils auront complètement purifié mon sang, tout ira bien, je vais rentrer chez moi ».

Le malentendu à propos de la dialyse invite à visiter en profondeur le champ sémantique et à étendre la grille d'analyse aux considérations sur « la clinique des malentendus » dont parle Jean-Christophe Weber (2013) « Clinique des malentendus, malentendus dans la clinique médicale » (2011) « Traiter quoi ? Soigner qui ? »[29]

Clé de lecture

Je pense que percevoir dans la narration de madame Lumbu un besoin légitime d'espoir de guérison offre une pertinente clé de lecture de son récit. À quoi sert la dialyse ? Qu'est-ce qu'elle vise ? Quelles sont ses limites ? La réponse à ces questions qui demandent une réponse de proximité que peut entendre le malade reste une nécessité.

Guérir, c'est l'espoir de tous les malades. Dans sa narration, madame Lumbu indique que la dialyse va la débarrasser des effets de la sorcellerie ; après sa guérison, elle va rentrer chez elle où elle s'engage à ne plus boire le thé issu des plantes « ensorcelées » par sa belle-famille qu'elle soupçonne d'être à l'origine de son cancer. Des guérisons sont-elles envisageables pour tous les cancers ? Tout dépend du type de tumeur, du stade auquel on la découvre et de la réponse individuelle aux traitements. La guérison du corps doit s'accompagner d'une guérison de l'esprit. L'évocation de la sorcellerie comme cause de la maladie du cancer engage tant le corps que l'esprit, de même la guérison concerne le corps et l'esprit, la Fondation

[29] Voir les références suivantes :
Weber, J.C. (2013) « Clinique des malentendus, malentendus dans la clinique médicale », in *Revue des Sciences Sociales*, n° 50, p. 104.
Weber J.-C. (2011), « Traiter quoi ? Soigner qui ? » in *Cahiers philosophiques,* 2011, n° 125, p. 7-29

contre le cancer en Belgique fait cet avertissement « Guérison du cancer, la porte ouverte aux charlatans » :

> « qu'il s'agisse d'espoir, de probabilité ou de certitude, les malades ont besoin que la guérison fasse partie du champ des possibilités. Faute d'oser utiliser ce mot, il ne faut pas s'étonner que les patients partent à sa recherche sur d'autres chemins. Les médecines dites alternatives ne se privent pas de promettre des guérisons, parfois même envers et contre tout. Ce discours qui heurte le bon sens d'individus en bonne santé peut séduire des personnes bouleversées par la maladie... C'est souvent la recherche désespérée d'espoir qui fait les beaux jours des charlatans... »[30]

Vouloir guérir et s'en donner les moyens en acceptant les solutions proposées, telles sont les réalités qui se présentent dans la narration de madame Lumbu. D'après la psychologue et psychothérapeute française Anne Ancelin Schützenberger, professeure émérite de l'université Nice-Sophia-Antipolis, dans son livre « *Vouloir guérir, l'aide au malade atteint d'un cancer* »[31], guérir d'une maladie grave requiert non seulement un accompagnement médical, mais aussi l'envie de vivre, le réveil du pouvoir de se guérir que chaque personne possède et que le psychothérapeute, aidé par la famille et les proches, contribue à faire surgir. Elle évoque ainsi la conjugaison d'un ensemble des démarches qui contribuent à la guérison : relaxation, visualisation positive, lutte contre le stress, prise en compte des croyances, du contexte social ainsi que de l'histoire de vie

---

[30] Fondation contre le cancer, « Guérison du cancer » https://www.cancer.be/le-cancer/de-la-r-mission-la-gu-rison/gu-rison-du-cancer

[31] Anne Ancelin Schützenberger, A., (20 024), *Vouloir guérir, l'aide au malade atteint d'un cancer*, Paris, Desclée de Brouwer, 9e édition augmentée.

du malade, recherches sur les « loyautés familiales invisibles » et autres « syndromes d'anniversaire ».

« La purification de mon sang va me débarrasser de ce qu'ils ont mis dans mon corps ».

« On va me purifier le sang... et ça va partir ».

Ces paroles montrent que madame Lumbu reste optimiste. Elle croit que la dialyse va améliorer son état de santé et l'amener à la guérison. Pour tout malade, en restant positif au cœur de la maladie, il se donne encore plus de chance de guérir. « Et surtout, gardez le moral ! », voilà une phrase que les personnes malades entendent plus souvent de la part des professionnels de santé ou de leur entourage. Cette idée que l'optimisme et les pensées positives pourraient avoir un effet bénéfique sur l'issue d'une maladie relève-t-elle de la simple croyance populaire ou possède-t-elle de réels fondements scientifiques ? Pouvons-nous pour autant en déduire que les optimistes combattent mieux la maladie ? L'expérience en soins hospitaliers montre que quand un individu optimiste est malade, il croit en ses chances de guérir et dans l'efficacité du traitement prescrit. Du coup, en général, il l'observe très scrupuleusement. Ce qui est évidemment favorable à la guérison. Par ailleurs, les pensées positives qu'il nourrit diminuent probablement la perception des effets secondaires désagréables des traitements et de la douleur. Ce qui, là encore, facilite l'observance et entretient la motivation à tenir bon.

Est-ce pour autant que la médecine doive à n'importe quel prix appuyer l'espoir de guérir du malade ? La vérité dans plusieurs cas est l'allié indispensable de la médecine. Dire la vérité au malade qu'on va vous soulager et non qu'on va vous guérir ; qu'on prendra soin de vous quoiqu'il arrive.

« La dialyse ne va pas vous débarrasser des effets de la sorcellerie, elle va éliminer les déchets de votre sang ».

C'est la vérité qui devait être dite à madame Lumbu. « La dialyse va vous soulager ».

Nous touchons à la question de la vérité à dire au malade. À ce sujet, en 2001, Christine Delaporte, médecin et biologiste, directrice de recherche au CNRS, avait proposé une réflexion émouvante et subtile sur ces moments douloureux au cours desquels la vérité se dévoile. Dans son livre « Dire la vérité au malade »[32], elle aborde tous les aspects de cette question : une maladie grave est décelée. La vie va basculer et on apprend, parfois au détour d'un couloir d'hôpital, le mal terrible dont on est atteint. D'autres fois, c'est le médecin qui nous convoque dans son bureau pour prononcer, souvent maladroitement, le diagnostic fatal. Faut-il dire la vérité ? Toute la vérité ? Quand ? Comment ? Qui doit annoncer la maladie ? Faut-il parler à la famille ? Au malade ? Quels sont les mots qui informent sans briser l'autre dans ses espoirs et sa volonté de lutter contre la maladie ? Il faut l'avouer, dans bien des cas, lorsque s'est installé un malentendu étiologique et clinique, les médecins sont démunis devant les malades et leur famille plongés dans la détresse ou le déni.

---

[32] Delaporte, C. (2001), *Dire la vérité au malade,* Paris, éditions Odile-Jacob.

III.

La narration en médecine devant le cancer comme destruction de la vie : la volonté nuisible d'autrui mise en accusation

3.1. Le récit de madame Ela : Quand la médecine est confrontée à une étiologie étrangère à sa rationalité !

Madame Ela, originaire du Cameroun était arrivée aux Cliniques universitaires saint Luc avec un cancer du sein au moment de mon stage dans ce centre hospitalier universitaire de Bruxelles qui dépend de l'Université Catholique de Louvain dont les facultés médicales se situent juste à côté de l'hôpital. Les médecins qui l'avaient prise en charge soupçonnaient une part importante des antécédents familiaux dans la survenue du cancer du sein de madame Ela que leur avait dit que sa grand-mère qui l'avait élevée en était morte, qu'une de ses jeunes cousines côté maternel en était aussi morte.

Très coquette femme, même malade, madame Ela aimait prendre soin de son look. Mère des deux enfants, divorcée depuis trois ans d'un homme d'affaires franco-camerounais, madame Ela avait un demi-frère qui vivait en Belgique. Ils étaient nés d'un même père, mais de mères différentes. C'est comme cela qu'elle avait atterri en Belgique avec son cancer du sein pour recevoir un traitement chimiothérapeutique après une mammectomie. Avant cela, elle avait déjà, sans succès, été soumise à une radiothérapie avec une accumulation des effets secondaires importants : fatigue et apathie très prononcées, perte conséquente d'appétit, et surtout problèmes cutanés qui lui faisaient perdre la coquetterie à laquelle elle était très attachée. Elle redoutait les effets de la chimiothérapie sur son corps. La perte des cheveux et l'amaigrissement lui faisaient très peur. Demandant toujours d'enfiler perruques et amples robes même lors de ses hospitalisations. Ceci constituait un véritable problème à gérer pour les infirmières qui la prenaient en charge.

Madame Ela était quelqu'un de très méfiant envers les femmes, même vis-à-vis de celles qui la soignaient et l'on comprenait le pourquoi à partir de son histoire de vie. Son ex-mari, racontait-elle, avait plusieurs maîtresses dans sa vie. Elle était convaincue que son cancer était la conséquence de nombreuses infidélités conjugales de son ex-mari.

« Mon ex-mari était un véritable Don Juan... infidèle comme lui, il n'y en a pas deux dans le monde... très volage » disait-elle avec colère.

« Il ne voyait pas une belle femme passer devant lui sans la draguer ».

« J'ai vécu un vrai cauchemar pendant que j'étais mariée avec lui ».

« Malgré ses nombreuses infidélités, je m'étais accrochée à lui » disait-elle avec rage.

« Voilà où cela m'a amenée aujourd'hui ».

« Ses maîtresses m'ont ensorcelée ».

« En m'entêtant de rester mariée avec lui ; elles, de leur côté, creusaient ma tombe ».

« Chacune fétichait pour l'avoir comme mari. Et lui, comme une anguille, glissait entre leurs mains ».

« Elles se demandaient comment moi j'étais toujours là avec lui ».

« En fin de compte, elles ont fini par marabouter notre mariage ».

« J'en suis une victime, c'est moi qu'elles visaient ».

« Fin de fin, elles ont voulu m'anéantir en m'ensorcelant en complicité avec lui-même ».

« J'ai attrapé ce cancer du sein à cause de lui ».

Madame Ela avait établi elle-même l'étiologie de son cancer du sein. Celui-ci est la conséquence des infidélités de son ex-mari. Les nombreuses maîtresses de son ex-mari l'avaient ensorcelée pour l'anéantir et se débarrasser d'elle afin de gagner en toute tranquillité le cœur de son ex-mari. « Elles m'ont ensorcelée pour avoir un terrain libre devant elles. Elles craignaient que mon ex-mari revienne vers moi ». « Là c'est trop tard... Jamais... »

« Je n'ai pas de chance dans la vie ».

« Je n'ai pas été élevée par mère, elle était décédée un mois après ma naissance ».

« Mon père me disait qu'elle avait attrapé une forte tension après ma naissance. En tombant, elle est morte sur-le-champ ».

Pleurs...

« J'ai été élevée par ma grand-mère maternelle. Elle m'aimait beaucoup, car elle disait toujours que je ressemblais à ma mère ».

« Elle m'a élevée comme son enfant ».

« Malheureusement, elle est aussi morte. Mais elle n'est pas morte comme ma mère, elle est décédée de la même maladie que j'ai maintenant ».

Pleurs...

« Elle était jeune... j'aurais voulu qu'elle soit à mes côtés aujourd'hui ».

« Elle est partie trop tôt ».

Pleurs...

« Je me suis retrouvée chez mon père, avec une belle-mère qui ne m'aimait pas beaucoup ».

« N'eût été la vigilance, la bienveillance, l'amour de mon père, j'aurai été à la rue ».

« Ce qui m'a sauvée c'est le fait que j'étais l'unique fille de mon père ».

« Avec ma belle-mère, mon père n'a eu que des garçons qui me considéraient et me considèrent encore aujourd'hui comme leur unique sœur. Ils me protégeaient de leur mère lorsque celle-ci s'en prenait à moi ».

« Je les ai toujours considérés comme mes héros ».

« Aujourd'hui, ils sont très attentionnés envers moi... c'est d'ailleurs mon frère (mon demi-frère) qui m'a fait venir pour me faire soigner. Les autres s'occupent de mes enfants ».

« Ils sont très remontés contre mon ex-mari et contre ses maîtresses ».

« Ils savent que ce sont eux qui m'ont ensorcelée ».

« S'il m'arrive quelque chose, je sais qu'ils vont me venger ».

Pleurs...

« Je pense à mes enfants... »

« Comme ma mère m'a laissée, comme ma grand-mère m'a laissée... moi aussi, si je meurs je vais laisser mes enfants ».

« Vraiment, elles m'ont ensorcelée pour que je laisse mes enfants... ».

Pleurs amers qui remuent les entrailles...

« Pour tout vous dire, j'ai eu plusieurs chocs dans ma vie : la mort de ma mère quand je n'étais encore qu'un bébé, j'y pense souvent ; la mort de ma grand-mère, celle qui m'a fait grandir ; la vie difficile avec la femme de mon père qui me prenait souvent comme sa rivale, le divorce avec le père de mes enfants qui m'a dévasté après tant d'efforts et d'endurance de vivre avec lui ; et voilà maintenant l'idée terrorisante de laisser mes enfants orphelins, comme moi-même je l'ai été ».

« J'ai demandé à mes frères que s'il m'arrive quelque chose (la mort) : ne donnez pas mes enfants à leur père ; ils vont souffrir ; ses maîtresses qui m'ont ensorcelée vont les faire souffrir. Rien qu'à y penser, je suis morte de peur ».

Madame Ela reprit en sanglotant très fort...

Parlant de son ex-mari, « je me demande pourquoi je m'étais accrochée à ce salaud ».

« Je suis en colère contre moi-même ».

Parlant des maîtresses de son ex-mari qu'elle accuse de l'avoir ensorcelée et d'avoir maraboutée son mariage : « Ses poufiasses ne sont même pas belles... elles ne m'atteignent même pas à la cheville ».

« Elles (les maîtresses de son ex-mari) ont voulu ma mort ».

« La preuve est là, elles se sont attaquées à ma féminité, à mes seins ».

« Mon divorce ne leur a pas suffi... c'est ma mort qu'elles voulaient ».

« La sorcellerie dont je suis victime, ce n'est pas pour la vie !!!! » répéta-t-elle souvent.

« Elles voulaient ma mort... elles l'auront »

Parlant de son ex-mari, « lui aussi voulait ma mort, elle obtiendra ».

« La sorcellerie, ce n'est pas pour rire, c'est la destruction de l'autre, c'est son écrasement, son effacement de la terre, c'est son extermination... c'est tout ça » dit-elle.

« Quand une personne est ensorcelée comme je le suis aujourd'hui, la fin c'est quoi ? C'est la mort ».

« Tout ça parce qu'ils veulent que je ne sois pas en vie, même après avoir divorcé avec lui » finit-elle par conclure amèrement.

3.2. Narration en médecine : examen du récit de madame Ela

Grille d'analyse

L'analyse de la narration de madame Ela met clairement les professionnels de la santé devant une hypothèse plausible et une hypothèse non plausible : l'hypothèse plausible, celle d'un cancer explicatif par le facteur de risque que sont les antécédents familiaux ; l'hypothèse non plausible, celle d'un cancer explicatif par le facteur d'un lien à un choc psychologique important ou aux multiples chocs psychologiques ; ou encore les deux évidences combinées.

1° *l'hypothèse plausible : celle d'un cancer lié au facteur de risque que sont les antécédents familiaux*

Madame Ela a indiqué aux médecins que sa grand-mère est décédée de la même maladie qu'elle, c'est-à-dire d'un cancer du sein. De même, qu'une de ses jeunes cousines du côté maternel en est aussi morte. Cette grille d'analyse rationnelle d'antécédents familiaux est bien éloignée de la lecture étiologique de madame Ela qui attribue son cancer à la sorcellerie des maîtresses de son ex-mari et aux infidélités de ce dernier. Les médecins soupçonneraient avec raison les antécédents familiaux, le tableau indiquant que la grand-mère maternelle et une cousine de madame Ela étaient décédées du cancer du sein. Madame Ela n'avait pas été élevée par sa mère. Cette dernière était décédée d'éclampsie peu de temps après la naissance de madame Ela. Le soupçon d'une part importante des antécédents familiaux dans la survenue du cancer du sein de madame Ela est plausible. Sa grand-mère qui l'avait élevée en était morte.

Selon les manuels médicaux[33], notamment, Cynthia Kà (2023), Jacques Saglier & al. (2003), Jean-Philippe Brettes, Carole Mathelin & al. (2007), il faut noter que les antécédents familiaux sont les indicateurs les plus importants d'un risque augmenté de cancer du sein. Plus il y a de femmes victimes du cancer du sein dans une famille, plus leur lien de parenté est proche et plus elles étaient jeunes au moment du diagnostic de cancer, plus les chances sont grandes que d'autres femmes de la même famille développent aussi un cancer du sein. Concernant le cancer du sein, les manuels spécialisés[34], notamment, Alain Brémond (2004), Jean-Marc Classe & al. (2016), renseignent que les facteurs de risque les mieux établis sont les facteurs génétiques, familiaux, hormonaux et reproductifs. L'environnement et le mode de vie sont aussi impliqués dans le développement dans le cancer du sein.

Cette grille d'analyse était très éloignée de la conviction de madame Ela qui attribue son cancer du sein à la sorcellerie initiée contre elle par les nombreuses maîtresses de son ex-mari.

2° *l'hypothèse non plausible : celle d'un cancer lié aux multiples chocs psychologiques*

Lors de la narration de madame Ela, on note qu'elle a connu plusieurs chocs psychologiques. « Pour tout vous

---

[33] Quelques références :
– Kà, C., (2023) *Le guide du cancer du sein pour les débutantes et leurs proches. Tout ce que j'aurais voulu savoir : conseils, recettes, témoignages,* Paris, Hachette.
– Saglier, J. (dir) (2003), *Cancer du sein : questions et réponses au quotidien*, Paris, Elsevier Masson.
– Brettes, J.-P., Mathelin, C. & al., (2007), Cancer du sein, Paris, Elsevier-Masson.

[34] Quelques références :
– Brémond, A., (2004), *Les maladies du sein : pathologies bénignes ; cancers du sein*, Paris, Elsevier-Masson.
– Classe, J.-M. & al. (2016), *Cancer du sein: dépistage et prise en charge,* Paris, Elsevier-Masson.

dire, j'ai eu plusieurs chocs dans ma vie : la mort de ma mère quand je n'étais encore qu'un bébé, j'y pense souvent ; la mort de ma grand-mère, celle qui m'a fait grandir ; la vie difficile avec la femme de mon père qui me prenait souvent comme sa rivale, le divorce avec le père de mes enfants qui m'a dévasté après tant d'effort d'endurer de vivre avec lui ; et voilà maintenant l'idée terrorisante de laisser mes enfants orphelins comme moi-même je l'ai été ».

On serait tenté d'attribuer le cancer du sein de madame Ela à ses chocs psychologiques qui sont autant des malheurs dans sa vie. Mais l'étiologie privilégiée par madame Ela dans sa narration est que son cancer a pour cause l'ensorcellement par les maîtresses de son ex-mari avec la participation de ce dernier. L'autre argument étiologique avancé par madame Ela, elle a été attaquée dans sa féminité représentée par les seins.

« Elles (les maîtresses de son ex-mari) ont voulu ma mort ».

« La preuve est là, elles se sont attaquées à ma féminité, à mes seins ».

À ce jour, il n'y a pas de preuve scientifique d'un lien de cause à effet entre stress et cancer. En effet, il n'a jamais été démontré qu'un choc psychologique lié à un événement de vie stressant (un divorce, le décès d'un proche, un licenciement...) pouvait provoquer un cancer. De nombreuses études scientifiques ont exploré cette hypothèse couramment répandue, mais elles n'ont pas permis de conclure à un rôle direct de facteurs psychologiques dans l'apparition d'un cancer. La société canadienne du cancer fournit à ce sujet cette intéressante information : certes, dans le vécu du cancer, il y a une part importante de stress, cependant le lien psychosomatique entre le cancer et le choc psychologique n'est pas établi scientifiquement ; c'est-à-dire, il n'est pas prouvé scientifiquement un lien de causalité entre le stress et la survenue du cancer. Il n'est pas non plus établi de manière probante les effets du stress sur le système immunitaire[35].

Certes, dans la vie des femmes, le cancer du sein fait l'effet d'une bombe psychologique qui bouleverse tout à l'annonce du diagnostic. On dit souvent aux femmes qui souffrent du cancer du sein que celui-ci peut changer leur attitude à l'égard de la vie. « Ne vous attendez pas à une métamorphose radicale », leur dit-on. Vous n'allez pas du jour au lendemain acquérir la sagesse d'un moine zen et soudainement tout relativiser. Vous restez des êtres humains et les êtres humains s'énervent parfois pour ce qui leur arrive.

Clé de lecture

Je pense que percevoir dans la narration de madame Ela une demande légitime de la réduction de l'anxiété et de la peur de souffrir et de mourir offre une pertinente clé de lecture du récit de madame Ela. Le récit de madame Ela

---

35 « La vérité : La recherche n'a pas démontré l'existence formelle d'un lien de cause à effet entre le stress et le cancer. La relation entre la santé émotionnelle (psychologique) et la santé physique est très complexe. Le stress psychologique peut avoir des répercussions sur le plan physique. Certaines études avancent que divers facteurs psychologiques pourraient accroître le risque d'apparition d'un cancer. Les 3 facteurs de risque de cancer liés au stress : – Le stress peut fragiliser le système immunitaire : votre système immunitaire vous protège contre les infections et les maladies, notamment le cancer. Un système immunitaire affaibli influence le développement de certains types de cancers. – Le stress peut modifier les niveaux de certaines hormones dans le corps : un déséquilibre hormonal peut aussi accroître votre risque de développer un cancer. – Le stress peut mener à des comportements malsains : la suralimentation, le tabagisme et la consommation excessive d'alcool sont autant de mauvaises habitudes de vie qui augmentent le risque de cancer ».
Société Canadienne du Cancer, « Le stress cause-t-il le cancer ? » https://cancer.ca/fr/cancer-information/reduce-your-risk/myths-and-controversies/does-stress-cause-cancer

confirme cette affirmation de Jean-Michel Palmier dans *Fragments sur la vie mutilée* : « La maladie n'est pas une simple atteinte physique, mais un bouleversement complet de l'être dans le monde »[36]. Dans le cas de madame Ela, la narration en médecine permet d'embrasser l'inconfort de l'évocation de la sorcellerie comme cause du cancer, cela de deux manières : l'écoute de la souffrance et l'accompagnement psychologique. Ces deux démarches font partie du soin. Les drames vécus par madame Ela accentuent sa souffrance et impactent négativement le vécu de son cancer : orpheline de mère trop tôt dans la vie, deuil difficile de sa grand-mère qui l'a élevée, rivalités avec sa belle-mère, divorce problématique, préoccupation maternelle à l'idée de mourir et de laisser orphelins ses enfants comme elle-même l'a été. Cette souffrance aux multiples causes mérite non seulement d'être entendue, mais également d'être objet d'attention et d'accompagnement. La narration permet de découvrir ce qui se joue à l'intérieur de chacune de ces souffrances. Et derrière cela, l'anxiété, la peur de souffrir et de mourir qui en découlent.

Les bienfaits de la narration sur la santé mentale sont bien connus et documentés. La narration permet de vaincre l'anxiété et réduire la dépression. Le bien-être émotionnel favorise les soins en cancérologie. C'est ce qu'indique, entre autres, le Réseau canadien du cancer du sein (RCCS) « Vivre avec le cancer du sein : Bien-être émotionnel » qui attire l'attention sur les nombreuses émotions négatives dont la consternation, la peur, l'anxiété, la culpabilité, la

---

[36] Michel, J.M. (1999), *Fragments sur la vie mutilée*, Éditeur : *Sens & Tonka*, p.22.
Jean-Michel Palmier est décédé des suites d'un cancer le vingt juillet 1998 à l'âge de cinquante-trois ans. Dans cet ouvrage où il lègue ces fragments bouleversants de sa vie mutilée, l'auteur parcourt l'ultime chemin de son dernier exil.

tristesse, la dépression et la colère que peut ressentir la personne malade. Cela nécessite la recherche d'un soutien particulier, notamment, celui d'un travailleur social, d'un conseiller spirituel, d'un coach psychologique ou un autre professionnel de la santé mentale[37]. Psychologues et psychiatres conseillent la narration aux patientes atteintes d'un cancer du sein : – maintenir le dialogue avec leurs proches et exprimer leur point de vue et écouter celui de leurs proches, cela passe par la narration.

– ne pas hésiter à faire part de leurs préoccupations à l'équipe soignante. Cela passe par la narration. - ne pas hésiter à poser les questions qui les préoccupent afin de prendre les décisions qui les concernent en disposant de toutes les informations pertinentes. Cela passe également par la narration.

– demander à son oncologue de les orienter vers un psychologue ou un psychiatre si elles se sentent envahies par des pensées négatives et qu'elles n'ont plus goût à rien. Cela passe également par la narration.

Comme déjà dit ci-haut, percevoir une demande légitime de la réduction de l'anxiété, de la peur de souffrir et de mourir offre une pertinente clé de lecture du récit de madame Ela. Beaucoup de personnes comme elle sont aux prises avec des difficultés émotionnelles, de l'anxiété et de la dépression. Il est tout à fait normal que certaines soient alors en proie à l'angoisse, la colère, la frustration, l'impuissance ou même la panique. Cela peut même causer des problèmes de communication avec les proches et l'entourage. Le vécu émotionnel difficile demande d'être soulagé. Les bienfaits de la narration sur la santé mentale sont si bien décrits dans l'article de Noëlla Gallo (2022)

---

[37] Réseau canadien du cancer du sein (RCCS) – Canadian Breast Cancer Network (CBCN), « Vivre avec le cancer du sein – Bien-être émotionnel » https://www.cbcn.ca/fr/emotional_wellbeing

« Les bienfaits de la narration sur la santé mentale des étudiants en médecine » :

> « trois façons dont la narration peut contribuer au bien-être émotionnel ou trois raisons qui expliquent pourquoi raconter des histoires peut aider à améliorer sa santé mentale : (1) la narration offre une connexion émotionnelle ; (2) La narration nous apprend à être vulnérables ; (3) la narration aide à produire du changement... Bref, la narration est une manière peu commune de s'approprier ses émotions ; elle aide à se connecter aux autres. Elle peut aider à améliorer son état d'esprit et à gérer les facteurs de stress »[38].

La narration du patient en premier lieu va lui permettre d'objectiver ses ressentis, mais également d'initier des processus de compensation. Les avantages de la narration vont au-delà. La narration offre aux professionnels de santé des outils pour mieux comprendre ce que les malades endurent pendant leur maladie et ce qu'eux-mêmes éprouvent lors de la prise en charge des patients.

---

[38] Gallo, N. (2022), « Les bienfaits de la narration sur la santé mentale des étudiants en médecine ». https://acuityinsights.app/2022/04/les-bienfaits-de-la-narration-sur-la-sante-mentale-des-etudiants-en-medecine/?lang=fr

IV.

La narration en médecine devant le cancer comme signe spirituel : la manifestation du religieux

4.1. Le récit de monsieur Njoroge : Quand la médecine entre en compétition avec la croyance religieuse !

Monsieur Njoroge, un homme politique kenyan d'une soixantaine d'années ayant un pied dans les affaires, était arrivé en Belgique avec un cancer du poumon récemment découvert et soigné par radiothérapie dans son pays. Un livre ne le quittait pas, à savoir une vieille bible dans laquelle se trouvaient pêle-mêle des photos de sa famille, de petits papiers sur lesquels étaient couchés des versets bibliques. S'y trouvaient également des lettres personnelles qui lui étaient adressées. Pour être pris en charge sur le plan chirurgical, on devait le transférer de la Clinique saint Pierre d'Ottignies aux Cliniques Universitaires saint Luc à Bruxelles. Il me pria de rester en contact avec lui.

Monsieur Njoroge était un pentecôtiste convaincu. Avec sa femme, ils avaient l'habitude de prier à haute voix même dans la chambre de l'hôpital. C'était bien gênant lorsqu'il partageait la chambre d'hôpital avec un autre patient.

« Jésus guérit », disait-il. « Si ce n'était pas Jésus, je ne serais plus en vie ».

« Le nom de Jésus m'a délivré des sortilèges qui m'ont été jetés ».

« Le sang de Jésus m'a lavé des souillures de la sorcellerie dont j'étais victime ».

Dans le pentecôtisme, Satan n'est pas loin. « La sorcellerie c'est l'œuvre par excellence de Satan ». Monsieur Njoroge était convaincu en être une victime, c'est Jésus qui l'en avait délivré et sauvé.

Avant d'embrasser la foi pentecôtiste, monsieur Njoroge fumait beaucoup et buvait de l'alcool.

« Il était dans les œuvres du diable », avouait-il volontiers. C'est pourquoi il avait été atteint par les flèches du diable transformées en actes de sorcellerie que lui avaient lancées deux sorcières.

Un jour alors que je lui rendais visite, monsieur Njoroge me raconta comment il avait été ensorcelé et comment Jésus l'avait délivré et sauvé.

« Je fumais jusqu'à deux paquets de cigarettes certains jours, et je buvais une à deux bouteilles d'alcool par jour, cela dépendait des circonstances. J'y trouvais un grand plaisir comme tout le monde. Je voyageais beaucoup dans le cadre de mes affaires. Et pendant ces voyages je ne manquais pas de m'offrir de bons cigares dont je raffolais, les cigares cubains de marque *ligero*. Dans ma ville, j'étais un homme politique avec qui on pouvait compter. Tout cela créait beaucoup de jalousie. Un jour, alors que je revenais d'une réunion importante, je sentis derrière moi que quelqu'un me suivait. Je me retournai, je vis que c'était deux vieilles femmes qui me suivaient. En toussant, je poursuivis la marche en accélérant les pas comme si je courrai. Quelques pas plus loin, exténué et toussant encore plus, je m'arrêtai et me retournai à nouveau pour les regarder afin de savoir qui elles étaient et ce qu'elles me voulaient. Elles s'arrêtèrent et me tournèrent le dos pour que je ne puisse pas voir leur visage. Je poursuivis ma route vers la maison ; elles firent semblant de s'arrêter un instant, mais continuèrent tout de même à me suivre. Je m'arrêtai et commençai à crier sur elles : « Qui êtes-vous ? » « Qui vous envoie ? » « Que me voulez-vous ? ». Elles me tournèrent encore le dos et cette fois-ci, elles s'enfuirent. Arrivé à la maison, toute la nuit, je voyais encore leur ombre qui me poursuivait.

Les jours qui suivirent cette mésaventure rocambolesque, je me sentais de plus en plus mal, je toussais sans arrêt. L'essoufflement que j'éprouvais déjà auparavant s'accentua, ma voix devenait de plus en plus enrouée et j'éprouvais des douleurs dans ma poitrine. Je respirais difficilement.

C'est alors que ma femme me demanda que nous allions voir un médecin. Je l'avoue, je n'étais pas chaud à l'idée d'aller voir un médecin.

Un jour alors que j'étais vraiment à bout de souffle, ma femme qui allait déjà à l'église demanda au pasteur de venir prier pour moi. Celui-ci vint et dès qu'il entra, il me dit : « mon frère confesse ton péché » et « crois en Jésus-Christ ». Et puis il pria d'une voix forte, en invoquant le nom et le sang de Jésus : « au nom de Jésus, sois guéris ». « Le sang de Jésus est plus fort que la puissance du péché » « sois délivré ». « Le sang du Christ rachète, sanctifie et purifie. Le sang du Christ crie plus haut et plus fort ! »

Le lendemain, on m'amena d'urgence à l'hôpital. Et c'est là qu'on découvrit que j'avais un cancer du poumon. Depuis lors, je m'étais converti et je crois en Christ.

À l'hôpital où je fus interné le jour qu'on m'y avait conduit, les soins se poursuivirent. Combinée avec les médicaments, une radiothérapie fut mise en place. Dans l'entretemps, le pasteur venait presque chaque jour prier sur moi et prier avec moi et ma femme. Je sentais de plus en plus les effets et la puissance de la prière.

Après un mois d'hospitalisation, le médecin, un homme bien, me dit un jour : « Monsieur Njoroge, il y a une nette amélioration. Les clichés radiologiques montrent que les traitements portent leur fruit. Continuez à bien prendre vos médicaments, on aura encore quelques séances de radiothérapie ».

Dès que le médecin s'en alla, j'appelai tout de suite ma femme et lui dis : « Jésus a exaucé la prière de notre pasteur ». « Le nom de Jésus est puissant ». « Désormais, j'invoquerai toujours le sang de Jésus ».

Ma femme en informa le pasteur. Et à l'église, tout le monde en parlait et reconnaissait la force de la prière.

Deux semaines après, le médecin m'annonça que je pouvais retourner à la maison, en prenant soin de poursuivre à bien prendre mes médicaments.

À ma sortie de l'hôpital, ma femme m'amena d'abord chez le pasteur. Celui-ci pria encore sur moi. Et me pria d'aller dimanche à l'église pour témoigner.

« Le nom de Jésus m'a sauvé ».

Provocateur, j'interrogeai monsieur Njoroge : « et la radiothérapie ? Et les médicaments ? N'ont-ils pas joué un rôle dans l'amélioration de votre santé ? »

Il me répondit spontanément : « Tout cela, c'est la main de Jésus et la prière de notre pasteur ».

« Crois en Jésus... Tu seras sauvé, mon frère ».

« N'eût été lui, je ne serais pas où je suis aujourd'hui ».

« Je crois que même pendant mon opération, c'est lui Jésus qui dirigera la main du médecin ».

« La médecine n'est rien sans prière ».

« Dans toute guérison d'une maladie, c'est d'abord la prière qui guérit, la médecine accompagne seulement ».

« La prière fait des miracles ».

Et moi, en signe de taquinerie amusée, je dis à monsieur Njoroge : « la médecine aussi fait des miracles ».

En réponse à ma taquinerie, monsieur Njoroge me balança une pluie des versets bibliques, parmi lesquels j'en retins certains, notamment :

« Si tu crois, tu verras la gloire de Dieu » (Jean 11,40).

Monsieur Njoroge m'expliqua longuement ce verset biblique : « Cette parole de Jésus à Marthe la sœur de son ami Lazare nous rappelle l'importance de demeurer dans la foi en toute circonstance, même lorsque la maladie et la mort s'invitent dans notre maison. En effet, Lazare, malade, venait de mourir brutalement. En quelques petits jours plus tard, Jésus le ramena à la vie ».

« La foi de ma femme m'a sauvé », « c'est elle qui est allée chercher le pasteur ».

« La prière du pasteur m'a relevé de la mort. Il a prié sur moi comme Jésus a prié sur Lazare ».

« Parfois dans nos vies, la situation se dégrade », dit monsieur Njoroge, « alors il faut appeler Jésus, comme Marthe et Marie l'avaient fait lorsque leur frère Lazare était mort ».

« Coûte que coûte, il faut appeler Jésus ».

« Tenez, Jésus avait dit à un chef d'une synagogue du nom de Jaïrus : « N'aie pas peur, crois seulement et ta fille sera sauvée. » (Luc 8, 50), et quelques heures plus tard, en priant, Jésus ramena la fille de Jaïrus à la vie : « Jésus prit la jeune fille par la main et dit d'une voix forte : « Mon enfant, lève-toi. » Son esprit revint en elle et elle se leva immédiatement ; Jésus ordonna de lui donner à manger » (Luc 8,54-55).

Ou encore, l'aveugle Bartimée, il appela lui aussi au secours Jésus pour sa guérison : « Quand il entendit que c'était Jésus de Nazareth qui passait, il se mit à crier : « Fils de David, Jésus, aie pitié de moi ! » Beaucoup de gens lui firent des reproches pour le faire taire, mais il criait encore plus fort : « Fils de David, prends pitié de moi ! » Prenant la parole, Jésus lui dit : « Que veux-tu que je fasse pour toi ?

» L'aveugle lui dit : « Rabbouni, fais que je retrouve la vue ! » Et Jésus lui dit : « Vas, ta foi t'a sauvé. » Aussitôt, l'homme retrouva la vue et il suivait Jésus sur le chemin. » (Marc 10, 46-52).

« Voyez-vous », dit monsieur Njoroge, « ils ont appelé au secours Jésus, et Jésus les a sauvés ».

« Dans les cas de Marthe, Jésus lui a dit d'avoir la foi »

« Dans le cas de Jaïrus et de Bartimée, Jésus a regardé leur foi en Dieu ».

Pendant de longues minutes, je reçus une pluie des versets bibliques suivis d'une prédication comme si je devais me convertir. Monsieur Njoroge croyait dur comme fer que c'est la foi qui allait le sortir de son cancer du poumon, surtout que celui-ci avait pour cause le mauvais sort que lui avaient jeté deux sorcières.

La médecine ne pouvait pas vaincre un cancer causé par la sorcellerie. Seule la foi pouvait le délivrer de ce sortilège.

4.2. Narration en médecine : examen du récit de monsieur Njoroge

Grille de lecture

L'analyse de la narration de monsieur Njoroge met en lumière deux choses : d'une part, la présence des facteurs de risque du cancer du poumon, à savoir le tabac ; et d'autre part, la négligence des symptômes apparus trop tôt, à savoir la difficulté de respirer et l'essoufflement.

1° Facteurs de risque du cancer du poumon : le tabac. Avant d'embrasser la foi pentecôtiste, monsieur Njoroge fumait et buvait d'alcool. « Il était dans les œuvres du diable » avouait-il volontiers.

« Je fumais jusqu'à deux paquets de cigarettes certains jours et je buvais une à deux bouteilles d'alcool par jour, cela dépendait des circonstances. J'y trouvais un grand plaisir comme tout le monde. Je voyageais beaucoup dans le cadre de mes affaires. Et pendant ces voyages, je ne manquais pas de m'offrir de bons cigares dont je raffolais, les cigares cubains de marque *ligero* ».

De nombreux facteurs augmentent le risque de développer un cancer du poumon. Le plus connu d'entre eux c'est le tabac. Les manuels médicaux, notamment Magdeleinat, Bréchot, Durdux (2006), Trédaniel (2004), Lung Cancer Canada (2020), renseignent qu'il y a d'autres facteurs de risque, notamment professionnels ou environnementaux qui favorisent la survenue du cancer du poumon, mais le tabagisme est le plus connu[39]. Les recherches médicales ont également mis en évidence des prédispositions individuelles chez certaines personnes. Le tabac (le tabagisme) est le facteur le plus incriminé dans la survenue du cancer du poumon. La brochure d'ARC – Fondation pour la recherche sur le cancer en France – renseigne qu'

> « Une personne qui fume multiplie par dix à quinze son risque de développer un cancer du poumon. Le tabagisme est ainsi responsable de 81 % des décès liés à ce cancer en France. Si ce risque concerne directement les fumeurs, ceux qui les côtoient sont également exposés. Les effets du tabagisme passif sur la santé des non-fumeurs sont scientifiquement prouvés : le risque de cancer du poumon chez un non-fumeur exposé continuellement à la fumée des autres est augmenté de 26 % par rapport à un non-fumeur.»[40].

---

[39] Je renvoie aux livres suivants :

– Magdeleinat, P., Bréchot, J.-M., Durdux, C., (2006), *Cancer du poumon : guide à l'usage des patients et de leur entourage,* Paris, éditions Bash.

– Trédaniel, J., (2004), *Le cancer du poumon,* Paris, Elsevier Masson.

– Lung Cancer Canada (2020), *Un guide pour les patients sur le cancer du poumon,* Éditions L'EspoirUnit

[40] Fondation pour la recherche sur le cancer – ARC –, (2018), *Les Cancers du poumon,* Villejuif, www.fondation-arc.org p.10.

Dans sa narration, monsieur Njoroge dit des choses que retient la rationalité médicale : « Je fumais jusqu'à deux paquets de cigarettes certains jours, et je buvais une à deux bouteilles d'alcool par jour, cela dépendait des circonstances... je raffolais les bons cigares cubains de marque *ligero* ». Cependant, dans la narration qu'il fait de l'étiologie de sa maladie, monsieur Njoroge ne parvient pas lui-même à mettre en rapport son cancer du poumon avec le tabac qu'il consommait, mais plutôt avec la sorcellerie dont il a été victime lorsqu'il fut poursuivi par deux sorcières alors qu'il revenait d'une importante réunion politique. De toutes les façons, dans sa foi pentecôtiste, l'un et l'autre se complètent bien comme causes de sa maladie parce que ce sont tous des actes du diable. La rationalité médicale basée sur le tabac comme facteur de risque se trouve confrontée à une autre logique, celle de la croyance.

2° Négligence des symptômes apparus trop tôt. Dans la narration de monsieur Njoroge, on découvre qu'il n'a pas pris les précautions d'usage de se soigner de sa toux persistante ; il n'a pas usé du bon sens de se poser les questions adéquates sur son essoufflement chronique. Dans son récit, on note également sa réticence à consulter un médecin.

Ainsi dit-il : « L'essoufflement que j'éprouvais déjà auparavant s'accentua, ma voix devenait de plus en plus enrouée et j'éprouvais des douleurs dans ma poitrine. Je respirais difficilement.

C'est alors que ma femme me demanda que nous allions voir un médecin. Je l'avoue, je n'étais pas chaud à l'idée d'aller voir un médecin ».

L'OMS (Organisation mondiale de la Santé) informe largement le public sur le cancer du poumon[41] qui est la

[41] OMS (Organisation Mondiale de la Santé), (26 juin 2023), *Cancer du poumon*
https://www.who.int/fr/news-room/fact-sheets/detail/lung-cancer

principale cause de décès liés au cancer dans le monde, représentant les taux les plus élevés de mortalité chez les hommes et les femmes. Le tabagisme est la principale cause de cancer du poumon, responsable d'environ 85 % de tous les cas. Selon les conseils que prodigue l'OMS au grand public : « il est important de consulter un médecin rapidement pour éviter des effets graves sur la santé. Les premiers symptômes peuvent être légers ou considérés comme des problèmes respiratoires courants, ce qui retarde le diagnostic ». Ces conseils, on les retrouve dans tous les manuels de sensibilisation contre ce cancer qui soulignent le fait que les signes et symptômes apparaissent souvent au fur et à mesure que la tumeur se développe et provoque des changements dans le corps comme la toux ou l'essoufflement. En France, ARC – Fondation pour la recherche sur le cancer – conseille ceci : « Pour favoriser un diagnostic précoce et ainsi améliorer le pronostic vital de la maladie, il est recommandé de consulter en cas de signes d'alertes comme en cas de toux rebelle, d'essoufflement, de sifflement respiratoire, d'infections bronchiques répétées, de crachats de sang, de douleur dans la poitrine, de modification de la voix ou de gonflement permanent de la face et du cou. Toute modification d'un symptôme chronique doit aussi amener à consulter (par exemple, une modification de la toux chez un patient atteint d'une bronchopathie chronique) »[42].

Clé de lecture

Médecine et religion : depuis des siècles, le rapprochement de ces deux univers est présent dans toutes les cultures. Je pense que noter dans la narration de

[42] Fondation pour la recherche sur le cancer – en France – ARC, (25/11/2023), Cancers du poumon : les symptômes et le diagnostic, https://www.fondation-arc.org/cancer/cancer-poumon/symptomes-diagnostic-cancer

monsieur Njoroge une priorité accordée à la croyance par rapport aux autres besoins est une pertinente clé de lecture de son récit. Dans la rationalité médicale, il faut partir de la philosophie de soin de l'infirmière américaine Virginia Henderson (1897-1996). À partir de 1947, elle théorisa les besoins fondamentaux (besoins vitaux interdépendants) à partir de sa propre pratique des soins infirmiers. Elle indiqua le concept de « 14 besoins fondamentaux »[43] d'une personne malade face aux soins infirmiers afin de comprendre quels sont les besoins indispensables à une bonne qualité de vie. Les 14 besoins fondamentaux de Virginia Henderson sont une liste ordonnée des concepts qui définissent le bien-être général des individus sur divers plans : physiques, psychologiques et sociaux. Parmi ces 14 besoins, c'est à la 11e place que Virginia Henderson situe « le besoin de pratiquer sa religion et d'agir selon ses croyances et ses valeurs », c'est-à-dire la nécessité pour l'individu de poser des gestes, des actes conformes à ses convictions, ses valeurs et son idéal de vie (le bien, le mal, la justice...) ; le besoin d'être en accord avec ses idées, ses croyances, sa religion, sa culture et pouvoir les exprimer. Il peut arriver que les personnes malades admises en soins hospitaliers ou en soins ambulatoires se raccrochent fermement à une croyance. Il est très important de respecter

43 Margotteau, E. (2022), Les 14 besoins de Virginia Henderson. Fiches simplifiées de chaque besoin, Éditeur Éloïse Margotteau : Les 14 besoins fondamentaux : (1) Le besoin de respirer ; (2) Le besoin de boire et de manger ; (3) Le besoin d'éliminer ; (4) Le besoin de se mouvoir et de maintenir une bonne position ; (5) Le besoin de dormir et de se reposer ; (6) Le besoin de se vêtir et de se dévêtir ;(7) Le besoin de maintenir la température du corps dans les limites de la normal ;(8) Le besoin d'être propre et de protéger ses téguments ; (9) Le besoin d'éviter les dangers ; (10) Le besoin de communiquer ; (11) Le besoin de pratiquer sa religion et d'agir selon ses croyances ; (12) Le besoin de s'occuper et de se réaliser ; (13) Le besoin de se récréer ; (14) Le besoin d'apprendre.

cette croyance et de ne pas entraver sa mise en pratique, si elle est présente. Il est recommandé aux soignants de repérer la croyance du/de la patient(e) ou son rattachement à quelque chose, afin de l'aider à mieux vivre sa maladie ou sa dépendance quotidienne. Lorsqu'un malade éprouve un sentiment de vide spirituel, lui reconnaître le droit de demander une assistance spirituelle.

Le récit de monsieur Njoroge place la médecine et la croyance religieuse dans un rapport de supériorité de la dernière sur la première, allant jusqu'à considérer la médecine comme un bras séculier de la croyance religieuse.

« La médecine n'est rien sans prière ».

« Je crois que même pendant mon opération, c'est lui Jésus qui dirigera la main du médecin ».

« Dans toute guérison d'une maladie, c'est d'abord la prière qui guérit, la médecine accompagne seulement ».

« La prière fait des miracles ».

Comme à l'époque du père de la médecine, Hippocrate[44], dans le récit de monsieur Njoroge, on s'aperçoit que la médecine évolue au cœur de la croyance religieuse. Et pourtant, la médecine n'est pas une religion. Toute la question est de savoir : en médecine, comment se départir de cette vision sans heurter le besoin religieux de la personne malade qui sollicite les soins médicaux de son cancer du poumon qu'il attribue à la sorcellerie alors que la médecine l'attribue au tabagisme ?

Premièrement, il faut contextualiser la croyance religieuse de monsieur Njoroge qui, à cause de sa maladie, a embrassé la foi pentecôtiste. Le contexte africain du pentecôtiste est connu comme frisant souvent le fanatisme et flirtant avec l'intégrisme. Dans son article « Sorcellerie

---

44 Hippocrate, né vers 460 avant J.-C. sur l'île de Kos et mort en 377 av. J.-C. à Larissa, est un médecin grec du siècle de Périclès, mais aussi philosophe, considéré traditionnellement comme le « père de la médecine ».

et délivrance dans les pentecôtismes africains », l'anthropologue franco-italienne Sandra Fancello (2008) indique ceci : « La contribution active du pentecôtisme au phénomène de la sorcellerie, par la diabolisation des esprits païens, ancêtres et génies protecteurs, entretient un vaste marché de la guérison, manne des guérisseurs traditionnels ainsi que des églises indépendantes, prophétiques et pentecôtistes »[45.] Dans ses divers écrits, Sandra Fancello décrit les réalités qui se vivent en Afrique : pasteurs contre féticheurs, sorciers et démons, pratiques d'exorcisme et de délivrance, des pasteurs ou prophètes guérisseurs[46].

Deuxièmement, il faut éviter le piège de l'enfermement dans le langage de la croyance. On dit : « la médecine fait des miracles ». Monsieur Njoroge n'hésite pas à répéter : « La prière fait des miracles ». La médecine fait-elle des miracles à la manière de la prière ou bien la médecine fait-elle des miracles grâce à la prière ? C'est extrêmement fin cette subtilité de langage qui mêle rationalité médicale et croyance religieuse.

1° *la médecine fait-elle des miracles à la manière de la prière ?* « La médecine fait des miracles », on entend par là

---

[45] Sandra Fancello, « Sorcellerie et délivrance dans les pentecôtismes africains », *Cahiers d'études africaines* [En ligne], 189-190 | 2008, mis en ligne le 08 avril 2011, consulté le 04 décembre 2023. URL : http://journals.openedition.org/etudesafricaines/10382 ; DOI : https://doi.org/10.4000/etudesafricaines.10382

[46] Parmi les écrits de Sandra Fancello, on peut retenir entre autres :

– (2007), « Guérison, délivrance et sida : les femmes et la "maladie de Dieu" dans les églises pentecôtistes africainenes » in Sciences sociales & santé, vol.25, n° 4, p.5-34.

– (2012), « D'un guérisseur à l'autre : diagnostic, délivrance et exorcisme à Bangui », in Martinelli B., Bouju J. (dir.), *Sorcellerie et violence en Afrique*, Paris, Karthala, p.55-84.

– (2015), (dir) *Penser la sorcellerie en Afrique,* Paris, Hermann

– (2022), *Charismatic Healers in Contemporary Africa. Deliverance in Muslim and Christian Worlds* (with A. Gusman, eds.), Bloomsbury Advances in Religious Studies, London, Bloomsbury.

que grâce aux avancées extraordinaires des recherches médicales, la pratique médicale parvient à soigner des maladies qu'elle n'arrivait pas à soigner auparavant. Grâce aux innovations, la pratique médicale obtient des résultats faramineux en termes de stabilisation et de guérison des maladies et de soulagement de la douleur. Grâce à l'amélioration des techniques des soins, la prise en charge des malades a considérablement gagné en confort. Les savantes manipulations bénéfiques à la santé ont été réalisées avec succès. Les découvertes en sciences médicales sont parvenues à contribuer énormément à la longévité : des épidémies ont été vaincues, des maladies ont été éradiquées. « La médecine fait des miracles », ce langage à connotation religieuse, tout en se référant au développement de la rationalité médicale, suscite néanmoins des questions d'ordre sémantique qui bousculent la compréhension qu'on en a. La médecine fait-elle des miracles au sens que ce mot est utilisé en religion ? Bien sûr, la réponse est non. Car, en religion, on parle de miracle comme « fait extraordinaire où l'on croit reconnaître une intervention divine », « phénomène interprété comme une intervention divine ». C'est pourquoi les croyants distinguent « médecine humaine » et « médecine divine ». Il y a la médecine des hommes et la médecine de Dieu ou des dieux. La médecine des hommes repose sur l'observation. La médecine de Dieu ou des dieux provient d'unc révélation de la divinité aux hommes. Il s'agit d'une manifestation de la puissance divine qui s'opère à travers les femmes et les hommes qui ont été choisis par la divinité pour révéler sa puissance. Pour les croyants, le miracle s'obtient par la prière.

« La médecine fait des miracles » est donc entendu non pas dans le sens religieux, mais dans le sens de : « fait, résultat étonnant, extraordinaire qui suscite l'admiration », « fait qui n'a jamais été réalisé auparavant et dont les résultats sont nouveaux, bénéfiques, agréables et satisfaisants ».

2° la médecine fait-elle des miracles grâce à la prière ? La question posée renvoie à ce qui permet ou aide la médecine à faire des avancées profitables à l'humanité. Là où les athées attribuent les résultats extraordinaires obtenus par la médecine aux seuls efforts humains, à l'opiniâtreté du travail des êtres humains ; les croyants eux croient que la divinité est à la source de l'intelligence et l'habileté qu'ont les êtres humains ; elle intervient pour soutenir le travail de recherche et pour inspirer des voies innovantes ; c'est pourquoi il faut prier la divinité pour qu'elle augmente cette capacité qu'elle a donnée aux humains de travailler et de découvrir ce qui profite à leur santé, à leur vie. Les agnostiques, eux, s'abstiennent de tout jugement là-dessus.

La mise en perspective des miracles opérés par la médecine et les miracles opérés par la croyance religieuse vient squatter le vécu de la maladie. La foi manifestée par les croyants est le lieu de croisement entre la sphère des miracles opérés par la médecine (fait extraordinaire dû uniquement à l'opiniâtreté du travail humain, à l'observation) et la sphère des miracles opérés par la prière (fait extraordinaire où l'on reconnaît une intervention divine). Dans la foi manifestée par les croyants l'un n'est pas nécessairement opposable à l'autre. Nous touchons là au rapport historique complexe entre la foi et la raison[47], où tout dépend des époques et des civilisations, ou tout dépend des opinions et des convictions des individus. Dans l'histoire, la relation entre la foi et la raison est faite des conflits parfois brutaux ; c'est une relation complexe

[47] Cf. Piret, P. (2013), « La foi et la raison : leur relation », in Nouvelle Revue Théologique, tome 135, n° 3, p.387-396.
https://www.cairn.info/revue-nouvelle-revue-theologique-2013-3-page-387.htm

constituée des divergences, des convergences, voire même de conciliation dans certains milieux culturels et religieux.

La médecine fait-elle des miracles grâce à la prière ? La délicatesse de cette question est d'autant plus prononcée lorsqu'on évoque la sorcellerie comme agent causal du cancer, « une maladie qui échappe à l'entendement » notent Laurent Zelek et Carolyn Sargent (2021) dans leur étude « Réflexions sur la prise en charge des femmes originaires de l'Afrique de l'Ouest en cancérologie »[48].

> « Le cancer fait partie des maladies qui semblent dans ces cultures échapper à l'entendement humain. Il ne s'agit même pas d'en expliquer l'origine, mais d'en comprendre la nature. Le problème a plusieurs facettes... Comment enfin, parler de maladie pour désigner des phénomènes qui peuvent n'avoir aucune traduction clinique et qui ne sont rendus visibles que par le truchement de l'imagerie médicale ? ... La perception du cancer varie selon les cultures : la perception du cancer en tant que maladie n'appartenant pas à l'univers des hommes pose la question de la relation avec l'invisible et le spirituel et donc du recours à des thérapeutiques dites alternatives ».

---

[48] Zenek, L. et Sargent, C., (2021), « Réflexions sur la prise en charge des femmes originaires de l'Afrique de l'Ouest en cancérologie » in La santé en action, n° 455 – Mars 2021 Dossier : Migrants en situation de vulnérabilité et santé.file:
///Users/wiseman/Downloads/402105_spf00002848.pdf

V.

La narration en médecine devant le cancer comme horizon d'une mort : la fatalité d'une mise en perspective de la médecine et la sorcellerie

5.1. Le récit de monsieur Dlamini : Quand la médecine est conviée à s'ajuster à une obsession de la mort !

Monsieur Dlamini, originaire d'Afrique du Sud, habitant dans la ville de Cape Town, était arrivé en Belgique avec un cancer du côlon en vue d'une intervention chirurgicale. En cas d'échec de ses soins médicaux, il espérait être admissible à l'euthanasie. Dès son arrivée à l'Institut Jules Bordet, il se renseigna méticuleusement sur les conditions d'admissibilité à l'euthanasie en tant qu'étranger. Nous sommes en 2022, le militant Sud-Africain pro-euthanasie Sean Davison venait d'être libéré au Cap. Il avait été condamné en 2019 à huit années de résidence. Pour rappel, en Afrique du Sud, l'euthanasie est un crime passible de quatorze ans de prison, même si aucune peine de ce type n'a jamais été prononcée. Dans le monde, un nombre significatif de pays autorisent l'euthanasie, parmi eux la Belgique. En effet, c'est en 2002 que l'euthanasie fut dépénalisée en Belgique, sous certaines conditions. Ces conditions furent revues en 2014 en vue d'étendre l'euthanasie aux mineurs. Souffrant d'un cancer de côlon, monsieur Dlamini avait préféré poursuivre ses soins en Belgique pour se ménager une possibilité d'être admis à l'euthanasie. L'obsession de la mort parfaite était devenue un facteur pathogène prédominant chez lui, à tel point que les soins de son cancer passaient en deuxième position comme priorité.

Atteint d'un cancer de côlon, **m**onsieur Dlamini était habité par une obsession de la mort, obsession qu'il attribue à la sorcellerie appelée le « muti » ou « muthi » ou « umuti », une pratique de la sorcellerie chez les Zoulous d'Afrique du Sud. Les pratiquants du muti noir sont considérés comme des sorciers du mal et sont rejetés par la société. « Les cas de meurtres et de mutilations associés à certaines pratiques traditionnelles en Afrique du Sud sont également appelés meurtres *muti*. Mieux connus sous le nom de meurtres médicamenteux, ce ne sont pas des sacrifices humains en soi, mais ils ont pour but de tuer quelqu'un afin de lui prendre des parties de son corps pour les incorporer dans la médecine utilisée dans la sorcellerie »[49].

« Quand on m'a diagnostiqué mon cancer », dit monsieur Dlamini, « j'ai su que le muti avait atteint son but ».

« Le muti m'a inoculé jusqu'à la moelle l'idée de la mort ainsi que ce cancer ».

« Je pense à ma mort chaque jour... mais je veux bien mourir, mourir d'une mort douce et sans souffrance ».

« C'est le muti qui a placé en moi cette préoccupation ».

« Je me suis dit, je vais dans un pays où l'euthanasie est possible pour recevoir une bonne aide pour mourir si mes soins ne réussissent pas ».

Monsieur Dlamini racontait que les sorciers en Afrique du Sud, considérés comme des mangeurs d'âme, sont par

---

[49] « Muti » (Zoulou). https://fr.wikipedia.org/wiki/Muti_(Zoulou)

conséquent devenus un sujet tabou que la population se garde d'évoquer. Ils sont organisés en confrérie. Celle-ci tient à se faire discrète, mais la pratique est toujours d'actualité. Toujours selon monsieur Dlamini, les adeptes de muti n'hésitent pas à s'en servir par jalousie ou simplement par vengeance. La population vit dans la crainte d'être une cible de ces forces obscures. En Afrique en général, la sorcellerie a une mauvaise réputation, la sorcellerie a mauvais genre. Les sorciers sont redoutés, ils font peur. Lorsqu'une personne (homme, femme, enfant) est accusée de pratiquer la sorcellerie, elle est pourchassée, voire même tuée.

Une conversation s'engagea entre monsieur Dlamini et le médecin qui venait le voir avant son opération chirurgicale.

« Docteur, pensez-vous que je vais mourir ? » demanda monsieur Dlamini.

« Nous prenons d'abord le temps de vous soigner monsieur », lui répondit le médecin.

« Est-ce que je vais m'en sortir ? »

« Je ne sais pas vous le dire pour le moment, voyons après l'opération. Une chose à la fois ».

« Cette idée de mourir qu'on m'a mise dans la tête ne me laisse pas tranquille ».

« Qui vous a mis cette idée dans la tête ? » lui demanda le médecin.

« Connaissez-vous le muti ? » répondit monsieur Dlamini.

« Non ! » dit le médecin.

« Je vais vous expliquer en quelques mots ».

« Ces gens-là, gare aux mauvais sorts qu'ils peuvent jeter. Ils vous donnent de la chair humaine à manger pour vous tuer, ou bien ils vous font boire des liquides pour vous rendre fou ».

« Bien souvent, ils pratiquent des meurtres médicamenteux ».

Parlant de « ces gens-là », monsieur Dlamini parlait de ceux qu'on appelle « les « sangoma [50]» ou « nyanga » qui pratiquent le « muti » à l'aide d'herbes folles et de bois sauvages. Le mystère autour ce de qu'ils utilisent reste leur fonds de commerce.

« Moi, dit monsieur Dlamini, ils m'ont donné ce cancer et m'ont mis dans la tête l'idée de la mort qui me hante nuit et jour ».

« Ça se soigne par une bonne psychothérapie », lui répondit le médecin.

Le médecin faisait allusion au trouble obsessionnel, à un type de TOC dans lequel les obsessions sont centrées sur la mort. Sauf que, Monsieur Dlamini, convaincu que cette obsession qui lui a été inoculée par la sorcellerie était inguérissable par la science des Blancs. En effet, la majorité des Africains estiment que la maladie et la mort sont souvent causées par un maléfice. Selon eux, les sorciers ensorcellent leurs victimes en leur jetant de mauvais sorts. Pour être délivrées, les victimes recourent aux désenvoûteurs, car elles croient que l'action de la sorcellerie ne se règle que par la sorcellerie.

Monsieur Dlamini expliqua comment c'était arrivé :

« Comme il est de coutume dans mon pays (Afrique *du* Sud), où beaucoup de malades se tournent vers les sangomas, des « guérisseurs-devins », j'étais allé chez un sangoma pour chercher un médicament traditionnel pour soigner mes migraines que ne soulageaient pas les comprimés de la pharmacie. Mais celui-ci était empêché et ne pouvait pas me recevoir. À la sortie de la parcelle du sangoma empêché, je vis un collègue de travail qui passait par là. Il s'arrêta et me demanda ce que j'étais venu

---

[50] Sangoma: tradipraticien sud-africain reconnu par la loi Traditional Health Practitioners Act of 2007 (Act. 22 of 2007).

chercher chez le sangoma. Je lui exposai mon problème. Il m'indiqua alors une adresse d'un autre sangoma où je pouvais me rendre pour trouver une assistance. C'est ainsi que j'atterris chez cet autre sangoma. En me voyant, il me dit « je vous connais ». Je répondis que « moi je ne vous connais pas ». Il me dit « certainement, c'est vous qui m'avez dénoncé à la police l'autre jour ». Je jurai que « non, ce n'est pas moi ». Mais rien n'y fit, le sangoma maintint que c'était bien moi qui l'avais dénoncé à la police. « Je vais vous aider. Qu'est-ce qui vous amène chez moi » me demanda le sangoma. Je lui dis que j'ai des migraines que rien ne soulage. Il me fit asseoir et me donna une boisson très amère en me demandant de boire tout un verre. « Ça va vous soulager tout de suite », me dit-il. Ce que je fis. Au lieu que cela me soulage, la boisson amère, tel un produit d'anesthésie, me plongea dans un sommeil très profond. À mon réveil, je ne savais même pas où j'étais. Le sangoma me dit d'attendre quelqu'un qui allait me ramener chez moi. Pour me dessouler, il me fit fumer une sorte de tabac au goût âcre, me demandant de faire sortir la fumée uniquement par les narines. La cigarette terminée, j'étais groggy comme un boxeur très éprouvé par les coups de l'adversaire, mais encore debout. Je ne demandai qu'à retrouver ma maison. Depuis lors, nuit et jour, je suis hanté par l'idée de la mort. Une idée qui m'envahit chaque jour en plus du cancer de mon intestin qui me terrasse, dont je sais que le sangoma et le muti y sont pour beaucoup. »

Après avoir raconté son histoire, le médecin demanda à monsieur Dlamini : « êtes-vous prêt pour l'opération, monsieur ? »

Monsieur Dlamini répondit « même si c'est pour mourir, je suis prêt ».

Il ajouta en exprimant une pensée négative : « cela ne marchera pas ».

Un langage des sourds s'engagea entre le médecin et monsieur Dlamini.

« On ne va pas vous opérer pour vous tuer, mais pour vous soigner et vous sauver la vie » dit le médecin.

« Même si c'est pour m'endormir définitivement je suis prêt », répondit monsieur Dlamini.

« On va vous réveiller après l'anesthésie. Après cela, on va vous ramener ici dans votre lit ».

« Me réveiller encore ? », dit avec regret monsieur Dlamini.

« Prenons une chose à la fois, d'abord l'opération et les soins, le reste on verra ».

« Oui, répondit monsieur Dlamini, sinon j'ai déjà dit devant témoin, si l'opération et les soins échouent, aidez-moi à mourir ».

« Pour cela, il y a une procédure à suivre », rétorqua le médecin un peu énervé.

« Je peux entamer la procédure avant l'opération si vous voulez », insista monsieur Dlamini.

« Après tout, vous ne me comprenez pas docteur, si je rentre, le muti va atrocement me tuer, je préfère mourir ici dans les mains des médecins ».

« L'opération, c'est pour vous soigner, pas pour vous tuer » dit sèchement le médecin.

« Quand la médecine ne peut pas me guérir, pourquoi ne m'aiderait-elle pas à mourir ? » lui rétorqua monsieur Dlamini. « Ici, vous avez le pouvoir d'accomplir bien ce que le muti fait mal dans mon pays ».

Sur ce fait, le médecin se leva et prit congé de monsieur Dlamini.

La question restait ouverte : est-ce que la médecine pouvait donner à monsieur Dlamini la mort qu'il aurait atrocement subie au pays par le muti ?

Dans l'obsession de la mort qui hantait monsieur Dlamini, voilà la médecine et la sorcellerie embarquées dans le même bateau. La sorcellerie en Afrique du Sud tue, la médecine en Belgique peut aider à mourir.

5.2. Narration en médecine : examen du récit de monsieur Dlamini

Grille d'analyse

Affronter le pessimisme devant la médecine et affronter l'évocation de la mort par la médecine me semble les points focaux de la grille d'analyse du récit de monsieur Dlamini.

1° *affronter le pessimisme devant la médecine*

Dans la narration de monsieur Dlamini, on s'aperçoit que lui-même ne donne pas priorité à l'intervention chirurgicale qu'il va subir pour son cancer de côlon qu'il attribue à la sorcellerie, mais son attention est fixée sur sa mort qu'il considère comme une issue inéluctable de ses soins.

« Docteur, pensez-vous que je vais mourir ? » demanda monsieur Dlamini.

« Nous prenons d'abord le temps de vous soigner monsieur », lui répondit le médecin.

« Est-ce que je vais m'en sortir ? »

« Je ne sais pas vous le dire pour le moment, voyons après l'opération. Une chose à la fois ».

« Cette idée de mourir qu'on m'a mise dans la tête ne me laisse pas tranquille ».

Un ancien livre mérite d'être évoqué ici, celui d'un médecin français, Dr L. Baudin (1894) intitulé « Le pessimisme et les pessimistes devant la médecine ».[51] La narration de monsieur Dlamini nous place dans ce cas de figure, le pessimisme et les pessimistes devant la médecine.

---

[51] Baudin, L., (1894), *Le pessimisme et les pessimistes devant la médecine,* Besançon, Imprimerie et Lithographie de Paul Jacquin. https://www.furet.com/media/pdf/feuilletage/9/7/8/2/0/1/1/2/9782011266156.pdf

À propos de son opération chirurgicale : monsieur Dlamni déclare : « Ça ne marchera pas ».

« Est-ce que je vais m'en sortir ? »

« M'aiderez-vous à bien mourir ? » insiste-t-il auprès du médecin qui lui parle de son opération.

Dans son livre « Le pessimisme et les pessimistes devant la médecine », le Dr L. Baudin (1894) déclare : « La nature humaine soutient la raison impuissante et l'empêche d'extravaguer à ce point... le pessimisme s'érige audacieusement en doctrine, en jugement sur la vie, sur les hommes, sur les choses et s'impose ainsi à l'état de règle de conduite générale... Dans ces conditions, je dis qu'il constitue un danger très réel et une très redoutable maladie »[52]. Monsieur Dlamini pense comme les gens qui croient que la médecine est impuissante devant le cancer. C'est-à-dire, des personnes interrogées pensent qu'on « ne guérira jamais tous les cancers ». Monsieur Dlamini est préoccupé non pas par une intervention chirurgicale qui pouvait lui sauver la vie, mais par une mort après l'échec des soins (opération chirurgicale) qu'il s'apprête à recevoir. Parfois, il arrive que la rationalité médicale soit confrontée au pessimisme du malade quant à l'issue de sa maladie et aussi à l'idée permanente de mourir qui habite certaines personnes atteintes d'un cancer. Certes, face à un malheur, la personne pessimiste va souffrir autant que la personne optimiste, mais bien souvent la souffrance d'une personne pessimiste est souvent difficile à accompagner. Dès lors, il n'est pas étonnant que certains soient d'avis que le fait d'être pessimiste aurait un impact négatif sur la santé, que des personnes pessimistes traitées pour un cancer auraient un plus grand risque de mortalité.

Le pessimisme ajouté à l'idée permanente de mourir est une souffrance ajoutée à la souffrance. Selon la psychologue et psychothérapeute Anne Ancelin

[52] *Idem*, p.8.

Schützenberger, dans le cadre de « Bulle Santé » où elle analyse les vertus de l'optimisme dans le processus de guérison dit ceci :

> « un pessimisme excessif peut faire obstacle à la guérison du cancer. L'une des difficultés, c'est que les gens sont désespérés d'avoir un cancer. Ils ont peur, cessent de manger et se voient déjà morts. Ils anticipent des souffrances épouvantables, et ne réalisent pas que leur pessimisme risque d'aggraver les choses. S'ils étaient optimistes, quelque chose pourrait changer dans la chimie du corps. Quand on se plaint, l'inconscient et le corps entendent, et on diminue ses résistances immunologiques »[53].

En Afrique, certaines personnes sont même convaincues que « la médecine des Blancs » est impuissante devant les cancers. Elle est jugée incapable de guérir le cancer causé par la sorcellerie, comme le rapporte l'anthropologue togolaise Germaine Amekoudi Ablavi Délali (2020) dans son étude « Les perceptions du cancer par les patients, leur entourage et les soignants à Lomé » :

> « Pour les acteurs rencontrés, le cancer reste une maladie associée à la peur, à la fatalité et à la mort. On le perçoit le plus souvent comme une maladie incurable et causée par la modernité... le cancer fait partie des « maladies sans tête » : elles sont considérées comme n'ayant aucune explication logique, car on n'en connaît ni les causes ni les traitements adéquats et sûrs, et on ne peut pas les guérir. Ces maladies sont nommées « dɔmanya ta na » (maladie sans tête au sens littéral et maladies bizarres, maladies incompréhensibles au sens littéraire). Le cancer est considéré comme une maladie

[53] « Cancer : les vertus de l'optimisme dans le processus de guérison » https://www.voixdespatients.fr/cancer-les-vertus-de-loptimisme-dans-le-processus-de-guerison.html/amp

> de l'incertitude, à cause des contours flous de ses causes et de ses possibilités de guérison... »[54].

Les performances de la médecine moderne ainsi que les progrès de la recherche médicale semblent donc être mal connus et sont sous-estimés. Ce qui fait naître des malentendus comme l'indique Jean-Christophe Weber (2013) : « Un premier plan de malentendus tient donc à l'opération de traduction d'une réalité (le fait morbide) dans une langue médicale, autrement dit un passage du réel au symbolique, ou plutôt son appréhension par le symbolique. Cette opération ne peut qu'être imparfaite, même si on se place dans la perspective d'une vérité-adéquation au réel »[55].

2° affronter l'évocation de la mort par la médecine

Le récit de monsieur Dlamini indique clairement qu'il veut la médecine lui parle de sa mort et la rende possible en cas d'échec de son opération chirurgicale de son cancer de côlon. Monsieur Dlamini est préoccupé par sa mort, car, en tant qu'Africain, il pense que son cancer causé par la sorcellerie ne peut pas guérir. Il est condamné à une mort certaine. Mieux vaut en parler pour obtenir une aide médicale à mourir. Comment rencontrer cette souffrance en médecine ? Dans les sociétés occidentales où les soins de fin de vie, les soins palliatifs et l'aide médicale à mourir sont maintenant courants, parler de la mort n'est plus tellement un sujet tabou. Mais en Afrique, parler de la mort reste un sujet délicat, surtout lorsque la sorcellerie est mise en cause. Cependant, il faut reconnaître qu'aborder la mort en médecine reste un sujet difficile, même après

---

[54] Amekoudi Ablavi Délali, G. (2020), Les perceptions du cancer par les patients, leur entourage et les soignants à Lomé, analyse descriptive au CHU SO, à la clinique Biasa et à la clinique de l'aéroport. 178.185-186. DOI:10.19044/esj.2020.v16n11p178

[55] Weber, J.C. (2013) « Clinique des malentendus, malentendus dans la clinique médicale », in *Revue des Sciences Sociales*, n° 50, p. 104.

l'effacement de la mort de l'espace public par le déni. Et maintenant, les temps ont changé, aborder la question de la mort n'est plus un sujet tabou. La préoccupation centrale aujourd'hui indique qu'il existe un besoin réel d'humaniser la mort. On remarque dans le récit de monsieur Dlamini ceci : là où lui-même évoque la mort avant son opération chirurgicale, le médecin, lui, veut d'abord lui parler des soins avant d'envisager l'éventualité d'une aide médicale à mourir.

Un langage des sourds s'engagea entre le médecin et monsieur Dlamini.

« On ne va pas vous opérer pour vous tuer, mais pour vous soigner et vous sauver la vie » dit le médecin.

« Même si c'est pour m'endormir définitivement je suis prêt », répondit monsieur Dlamini.

« On va vous réveiller après l'anesthésie. Après cela, on va vous ramener ici dans votre lit ».

« Me réveiller encore ? », dit avec regret monsieur Dlamini.

« Prenons une chose à la fois, d'abord l'opération et les soins, le reste on verra ».

« Oui, répondit monsieur Dlamini, sinon j'ai déjà dit devant témoin, si l'opération et les soins échouent, aidez-moi à mourir ».

« Pour cela, il y a une procédure à suivre », rétorqua le médecin un peu énervé.

« Je peux entamer la procédure avant l'opération si vous voulez », insista monsieur Dlamini.

« Après tout, vous ne me comprenez pas docteur, si je rentre le muti va me tuer, atrocement, je préfère mourir ici dans les mains des médecins ».

« L'opération, c'est pour vous soigner, pas pour vous tuer » dit sèchement le médecin.

Il faut reconnaître qu'en médecine, il existe de réelles difficultés de parler de la mort. Dans le sujet des médecins qui ne travaillent pas en soin de fin de vie, il faut noter que la réalité suivante est présente : le non-dit comme mécanisme de défense, favorisé par les personnalités de chacun, la pudeur, la honte, la culpabilité, la peur du jugement ou de déranger le patient ou son entourage, d'offenser, d'être incompris. Mais aussi la peur du mauvais pronostic. Le médecin veut donner la chance aux soins qu'il prodigue et invite ou même persuade le malade lui-même de donner une chance aux soins qu'il reçoit. Cependant, lorsqu'on explore le point de vue des médecins sur l'abord de la mort en médecine, on s'aperçoit que certains sont à l'aise, alors que d'autres éprouvent une réelle gêne à aborder le sujet dans l'exercice de leur pratique. La fin de la vie provoquée par la maladie étant déjà en elle-même source de nombreuses inquiétudes, centrées sur les conditions de la mort qui approche, les médecins sont malgré tout conscients des limites de leur expertise dans la question d'aborder la mort. Certains médecins n'abordent que rarement la question de front, de peur de choquer les patients. Ils semblent privilégier une attitude d'écoute, en laissant la possibilité aux patients de s'exprimer s'ils le souhaitent. D'autres médecins abordent le sujet de la mort comme une menace pour faire adhérer le patient au soin. D'autres encore, lorsqu'ils abordent la question de la mort, se cantonnent à des solutions techniques en renvoyant le malade vers d'autres professionnels de la santé. Dans sa thèse de doctorat en médecine générale soutenue à l'Université d'Aix-Marseille et intitulée « *Le médecin généraliste face à la mort du patient : formation et stratégies d'adaptation*, Chloé Bouthin (2019) insiste sur la formation du médecin afin de lui permettre d'être outillé lorsqu'« aborder la question de la mort » est inéluctable dans sa pratique[56]. De même, Laurent Zelek et Carolyn

---

[56] Chloé Bouthin (2019), *Le médecin généraliste face à la mort du patient : formation et stratégies d'adaptation.*

Sargent (2021) insistent sur le fait que : « C'est aux professionnels de rendre les connaissances plus accessibles. Notre expérience chez les femmes originaires d'Afrique de l'Ouest est riche d'enseignements. Le cancer est une maladie complexe, et les concepts que nous utilisons pour le décrire ont été forgés pour l'essentiel au cours des dernières décennies... Il nous incombe de les rendre plus accessibles... »[57].

Clé de lecture

Je pense que noter dans la narration de monsieur Dlamini la revendication du droit de mourir dans la dignité au nom du droit à une vie sans souffrances est une pertinente clé de lecture de son récit. La vision de la mort en Afrique revêt un caractère culturel particulier qu'il est utile de connaître afin de mieux appréhender la culture africaine qui influence la vision de la mort que véhiculent les patients africains dans leurs narrations. Pour de nombreux Africains, la mort naturelle n'existe pas ! La sorcellerie est souvent pointée du doigt comme responsable. Dans ces conditions, la mort est toujours un sort douloureux et un événement malheureux. Conscient qu'il est victime de la sorcellerie, monsieur Dlamini veut la collaboration ou la participation de la médecine à cet ultime événement qui clôt la vie qu'est la mort.

Sciences du Vivant [q-bio]. 2019. dumas-02517100 HAL Id: dumas-02517100
https://dumas.ccsd.cnrs.fr/dumas-02517100. Submitted on 24 Mar 2020.

[57] Zenek, L. et Sargent, C., (2021), « Réflexions sur la prise en charge des femmes originaires de l'Afrique de l'Ouest en cancérologie » in La santé en action, n° 455 – Mars 2021 Dossier : Migrants en situation de vulnérabilité et santé.
file:///Users/wiseman/Downloads/402105_spf00002848.pdf

« Quand la médecine ne peut pas me guérir, pourquoi ne m'aiderait-elle pas à mourir ? » « Ici, vous avez le pouvoir d'accomplir bien ce que le muti fait mal dans mon pays ».

Ces paroles du récit de monsieur Dlamini sonnent comme une anticipation de ce qu'il attend de la médecine, c'est-à-dire, non seulement les soins (son opération chirurgicale), mais aussi l'aide médicale à mourir en cas d'échec des premiers. Comme l'indique Henri Bandolo Kenfack, docteur en droit de l'Université de Montréal et enseignant-chercheur en droit public à l'Université de Douala (2020) : « L'être humain est appelé à mourir un jour. Mais une question fondamentale demeure : de quelle façon aimerions-nous mourir ? La peur de la mort est un sentiment naturel et universel dont toutes les civilisations portent témoignage. Mais une mort accompagnée des souffrances fait encore plus peur. C'est sans doute une telle situation qui pousse les personnes à revendiquer le droit de mourir dans la dignité afin de bénéficier de meilleures conditions de mort. Bien qu'il soit établi en droit interne, le droit de mourir dans la dignité ne fait pas l'unanimité »[58].

La sorcellerie procure la mort, dans certaines circonstances la médecine aussi le fait. Cette mise en perspective de la sorcellerie et de la médecine nécessite une clarification. Tout d'abord, dans la mort que procure la sorcellerie, on note particulièrement une volonté d'autrui à nuire. La mort est un événement négatif. C'est un sort épouvantable redouté par tous. La personne du sorcier est associée à la malfaisance, à la disposition à faire du mal à autrui. Au contraire, dans la mort que procure la médecine

---

[58] Bandolo Kenfack, H. (2020), « La revendication du droit de mourir dans la dignité au nom du droit à la vie : approche innovatrice et conciliatrice de la Cour EDH », in Revue des Droits et Libertés Fondamentaux, n° 36, https://revuedlf.com/cedh/la-revendication-du-droit-de-mourir-dans-la-dignite-au-nom-du-droit-a-la-vie-approche-innovatrice-et-conciliatrice-de-la-cour-edh/

(l'aide médicale à mourir), on relève prioritairement la volonté de ne pas nuire, l'absence de la malfaisance (l'absence de la disposition de ne pas nuire à autrui). La mort est présentée sous un aspect positif : il s'agit d'un soulagement des souffrances, d'un accomplissement d'un acte qui respecte l'autonomie du demandeur et donc sa dignité. La personne du médecin est associée à la bienfaisance, qualité d'une personne qui prodigue ses bienfaits à autrui, tendance à faire du bien. Monsieur Dlamini ne souhaite pas être achevé atrocement par la sorcellerie à laquelle il attribue son cancer, mais souhaite vivement être aidé par la médecine. Ensuite, dans la mort que procure la sorcellerie, on relève son caractère d'atrocité. Il y a dans la narration de monsieur Dlamini, d'une part, la mort par sorcellerie : une mort dramatique, atroce, non souhaitable ; d'autre part, l'aide médicale à mourir : une mort douce, une mort sans souffrance, une mort souhaitable. Cette mise en perspective est présente dans la narration de monsieur Dlamini. La mort par sorcellerie en Afrique est vécue comme un drame. La mort due au mauvais sort jeté par le sorcier est redoutée par tous. Il y a dans le terme de sorcellerie l'idée d'une influence mystérieuse néfaste et maléfique qui s'attaque méchamment à l'intégrité corporelle et mentale, à la famille, mais aussi aux biens, aux animaux, aux cultures, en un mot, tout ce qui appartient à la personne visée. La maladie, la malchance, l'oppression, le trouble, l'inefficacité, l'absence de vitalité s'installent à demeure dans son existence et la conduisent lentement à la mort sociale, voire physique. Tandis que dans la mort par l'aide médicale à mourir, il y a la dédramatisation de la mort, l'effacement de l'atrocité de la mort. Ce qui, dans une certaine mesure, rend la mort attrayante parce que c'est une mort paisible. Dans son article « Réflexions d'un fournisseur de l'aide médicale à mourir », Tony Reid, médecin de famille qui exerce à Orillia en Ontario, rédacteur scientifique du bulletin « Médecin de famille canadien » (2018) affirme ceci : « Le processus final se déroule paisiblement, en douceur et le tout ne prend que quelques minutes. Souvent beaucoup d'anticipation pour peu de remous »[59].

Enfin, dans la mise en perspective de la mort par sorcellerie et la mort par aide médicale à mourir que l'on trouve dans la narration de monsieur Dlamini, on trouve l'idée de la professionnalisation de la mort. Dans la mort par sorcellerie, les sorciers sont identifiés comme des « professionnels de la mort », des professionnels de la destruction. Tandis que dans l'aide médicale à mourir, les médecins qui la pratiquent le font de « manière professionnelle » et dans le cadre de leur profession, ils sont identifiés comme des « professionnels du soulagement ». Donc, il y a d'une part, les sorciers considérés comme les « professionnels de malheur et de la mort ». « Dans un pays où la très grande majorité de la population croit en la sorcellerie... les malheurs tels que la mort, la maladie, les accidents, les échecs professionnels ou scolaires, etc. sont largement imputés aux sorciers et à leurs pratiques occultes. Les sorciers mangent les hommes, ils enlèvent les cœurs, mettent des maladies dans le corps, provoquent les accidents mortels. Ils le font par jalousie et pour nuire, commettre le mal... Donc, la sorcellerie, ce sont des pratiques terribles. C'est un savoir qui dépasse l'entendement humain »[60]. On fait appel à ces

---

[59] Reid, T. (2018), « Réflexions d'un fournisseur de l'aide médicale à mourir », in Vol 64: september | septembre 2018 | Canadian Family Physician | Le Médecin de famille canadien, p.644-645.
https://www.cfp.ca/content/cfp/64/9/644.full.pdf

[60] Avocats Sans Frontières (ASF), (juillet 2022), *Représentations sorcellaires et traitement judiciaire de l'infraction de pratiques de charlatanisme et de sorcellerie en RCA*, Bruxelles, www.asf.be, p.11-12. https://issuu.com/avocatssansfrontieres/docs/inanga-fr-web_1_

professionnels du mal lorsqu'on veut nuire à quelqu'un et qu'on veut provoquer sa mort. Les sorciers sont des professionnels reconnus et redoutés. Donner la mort fait partie du registre de leur profession.

Il y a d'autre part, les médecins praticiens de l'aide à mourir, considérés comme des professionnels qui donnent la mort sans malfaisance ainsi que l'affirme le médecin canadien Tony Reid, dans son article « Réflexions d'un fournisseur de l'aide médicale à mourir » (2018) : « Nous avons pratiqué la majorité des interventions d'aide médicale à mourir (AMM) à domicile, soit l'endroit que nous estimons le plus approprié. La coopération des infirmières communautaires s'est révélée remarquable. Les infirmières en soins palliatifs étaient là pour amorcer les perfusions intraveineuses et soutenir la famille ; les pharmaciens se sont montrés réceptifs et obligeants... autant des professionnels collaborant pour offrir une mort contrôlée avec moins de souffrances, conformément aux propres volontés de la personne »[61]. Et bien au-delà de l'aide médicale à mourir. Le médecin responsable du certificat de décès est devenu « le spécialiste de la mort ».

La sorcellerie procure la mort, la médecine elle aussi. La mort par sorcellerie n'est pas souhaitée par monsieur Dlamini qui, pour mourir, souhaite ou désire être aidé par la médecine. Cette mise en perspective révèle que la mort par sorcellerie est présentée sous sa forme d'une imposition de la souffrance, une morbide maltraitance, tandis que la mort par l'aide médicale à mourir est présentée sur un plan de bienfaisance, d'un soulagement, d'un soin. Dans la narration de monsieur Dlamini, tout donne à penser que la sorcellerie inflige la souffrance alors que l'aide médicale à

[61] Reid, T. (2018), « Réflexions d'un fournisseur de l'aide médicale à mourir », in Vol 64: september | septembre 2018 | Canadian Family Physician | Le Médecin de famille canadien, p.644-645. https://www.cfp.ca/content/cfp/64/9/644.full.pdf

mourir soulage. Autrement dit, la sorcellerie induit la mort en causant des souffrances atroces à ses victimes, alors que l'aide médicale à mourir induit la mort en soulageant. Et c'est dans ce sens qu'un cardiologue belge, professeur à l'Université de Liège, Pierre Materne (2008) affirme que : « l'euthanasie est un soin », car, argumente-t-il : Si nous considérons la mort comme un moyen utilisé pour supprimer la souffrance physique ou psychique, elle devient alors un soin, le soin ultime. [...] Ainsi présentée, la gestion de la fin de vie, en ce compris l'euthanasie, s'inscrit dans la continuité des soins... Le métier du médecin, c'est soigné y compris jusqu'à la fin. Ainsi présentée, l'euthanasie ne se heurte pas à l'interdit de tuer, car, elle n'est plus que l'expression extrême de l'obligation de soigner »[62]. De son côté, dans son ouvrage « La Mort Choisie. Comprendre l'euthanasie et ses enjeux », François Damas (2020), chef de service des soins intensifs à l'hôpital La Citadelle de Liège, professeur à l'Université de Liège affirme ceci : « Je trouve que l'acte d'euthanasie est un soin palliatif réussi. Il n'y a pas de contradiction entre les deux termes. Dans l'éventail des soins palliatifs, il existe l'euthanasie. La base est l'autonomie du malade. C'est quelque chose qui est important à respecter »[63].

[62] Materne, P. (2008), « L'euthanasie est un soin » Dossier n° 5 La mort et après. http://www.reliures.org/dossiers/05/ L'euthanasie-soin - (Docteur Pierre-Materne, Cardiologie et soins intensifs, CHR Citadelle, Liège) .pdf

[63] Damas, F. (2020), *La mort choisie. Comprendre l'euthanasie et ses enjeux,* Bruxelles, éditions Mardaga

VI.

La narration en médecine comme efficiente grille d'analyse et pertinente clé delecture lorsque la sorcellerie est évoquée comme agent causal du cancer

Les récits présentés dans les parties précédentes donnent un aperçu de ce qu'est la narration en médecine. Comme annoncé dès le départ, il s'agit non pas des récits sortis de l'imaginaire de l'auteur, mais, des récits des patients rencontrés dans le cadre d'une réelle démarche clinique où la relation soignant-soigné est devenue à tous les niveaux une réelle relation de confiance.

6.1. En médecine, la narration comme communication

La narration est la voie qui sert à transmettre des idées simples, complexes ou abstraites. Dans le cadre du vécu de la maladie, derrière une narration, se cache parfois une transmission d'un message, d'une demande d'aide ou de compréhension, ou encore d'un appel au secours. Le récit, produit de l'activité narrative, est « l'une des formes les plus universelles et les plus puissantes du discours et de la communication humaine »[64]. En effet, la narration permet de transmettre une information ou une émotion en créant une histoire, un récit ou un compte rendu. Dans les années 1980, précisément en 1984 et en 1985, un universitaire américain du nom de Walter Fisher avait proposé la narration comme paradigme de la communication humaine[65]. Selon lui, c'est à travers les narrations que les humains établissent, pour eux-mêmes et pour les autres, la signification du monde dans lequel ils vivent. Il décrit alors une « rationalité narrative » fonctionnant par suggestion et par identification. Cette « rationalité narrative » serait avant tout descriptive, non élitiste et morale. Pour lui, la grande force de la narration est de faire appel à la raison et à l'émotion et de mobiliser simultanément plusieurs de nos sens. La narration se réfère tout autant à des valeurs qu'à des faits. En médecine, la communication entre les patients et les médecins se fait par la voie de la parole en forme de narration. Tenant en compte des malentendus possibles qui peuvent surgir, il est recommandé au médecin, comme dit le professeur de médecine interne à l'Université de Strasbourg, Jean-Christophe Weber (2013), d'être bien outillé pour interpréter et comprendre la narration que fait le patient afin de savoir ce que celui-ci veut exactement lui communiquer. « Un épuisement, un malaise, un tremblement, un vertige

---

[64] Bruner, 1999, p. 40 : Texte cité par Orofiamma, R. (2019), « Narration et narrativité » in Delory-Momberger, C., Vocabulaires des histoires de vie et de la recherche biographique, coll. « Questions de société », Paris, ÉRÈS, p. 122-127.

[65] Fisher, Walter R. (March 1984). "Narration as a human communication paradigm: The case of public moral argument". Communication Monographs. 51 (1):
1–22. doi:10.1080/03637758409390180
Fisher, Walter R. (December 1985). "The narrative paradigm: An elaboration". Communication Monographs. 52 (4):
347–367. doi:10.1080/03637758509376117

prêtent à confusion par leur mise en récit. Le médecin doit y être préparé, non pour exclure de son champ cette possibilité qu'à la parole d'aller au-delà d'une communication utilitaire, mais pour mieux tenir compte de l'ensemble du tableau afin de mieux interpréter tel ou tel signe »[66].

6.2. En médecine, la narration comme production de sens

La narration est toujours une manière de donner un sens à quelque chose, à un événement, à une situation, ou à un ressenti. Selon Bruner (1996), la narration est le mode privilégié de création de sens des gens ordinaires. Dans le cadre du vécu de la maladie, la narration génère un sens, une explication, une interprétation du ressenti. Aussi peut-on considérer qu'une narration est « un moyen de construction et d'interprétation de ses propres expériences, de leur contexte situationnel et de leur déroulement pour soi et pour les autres. À travers la narration comme prototype pour l'interprétation de ses propres expériences et des événements, il est possible d'ancrer socialement ses expériences dans des prototypes sociaux, ce qui fait des narrations un moyen de construction du quotidien et de reconstruction des représentations sociales »[67].

La narration définie comme un acte de raconter une histoire et comme une activité de production d'un récit est l'un des fondements de la communication. Ainsi, la narration devient une dimension essentielle à prendre en

[66] Weber, J.C. (2013) « Clinique des malentendus, malentendus dans la clinique médicale », in *Revue des Sciences Sociales*, n° 50, p. 107.

[67] Flick, Uwe (1996): *Psychologie des technisierten Alltags. Soziale Konstruktion technischen Wandels.* Opladen (Westdeutscher Verlag), p.145.
DOI: 10.1007/978-3-663-05685-0

compte pour accéder au contenu et au sens du vécu de celui qui se raconte et communique. La narration agit comme principe organisateur qui structure la représentation que le narrateur donne à son histoire en la racontant. C'est l'activité narrative qui construit une vie en histoire et c'est seulement à travers un récit, sous cette forme de discours, qu'elle apparaît. Par la narration, c'est-à-dire par l'acte de faire récit de sa vie, l'homme se construit une identité personnelle, identité que le philosophe français, en dialogue constant avec les sciences humaines et sociales, Paul Ricœur (1991) appelle « identité narrative ». Chaque narration reconstruit la réalité. Les narrations sont donc tout autant intéressantes pour leur contenu que pour le mouvement, pour la dynamique de pensée qu'elles décrivent. Le psychologue américain Jérôme Bruner propose de définir les narrations comme « des versions de la réalité dont l'acceptabilité est gouvernée par des conventions et une nécessité narrative plutôt que par une vérification empirique et par une exigence logique, et libérées de remords à rappeler une histoire vraie ou fausse »[68]. En ce sens, Jérôme Bruner considère les narrations comme des constructions sociales : les histoires de vie, par exemple, sont instables et dépendent du contexte dans lequel elles sont recueillies. Elles sont sous l'influence de la culture, des relations interpersonnelles et du langage[69].

---

[68] Bruner, Jérôme (1994): « The narrative construction of reality », in *Critical Inquiry*, vol.1, Isssue 18, p.1-21.
DOI: 10.1086/448619

[69]Bruner, Jérôme (2004), « Life as narrative ». *Social Research*, vol.71, Issue 3, p. 691-710.
DOI : 10.1353/sor.2004.0045
Au sujet de la narration chez Bruner, on peut également lire :
Bruner, J. (1991) « The Narrative Construal of Reality» in J. Bruner (1996), *The Culture of Education* Cambridge, MA: Harvard University Press, p. 130-149. Bruner, J. (1987), « Life as Narrative» in

Il considère donc que le processus de narration structure en retour nos connaissances et nos expériences, et que nous devenons en somme notre histoire. L'événement est donc reconstruit, et cette reconstruction devient l'événement. Aussi, en invitant les personnes à raconter un épisode, nous pouvons analyser les narrations non pas tant pour étudier le passé, mais bien plus pour comprendre quelles sont les catégories du passé qui font sens au présent afin de saisir le contenu des représentations sociales. Mais le discours narratif permet également de s'intéresser à un processus de construction (ou de reconstruction) de significations. Les narrations permettent donc d'étudier l'ancrage rétrospectif. L'intérêt n'est donc pas tant d'avoir accès à des processus passés, mais bien plus de s'intéresser aux processus présents, c'est-à-dire à la reconstruction de sens au moment même de l'entretien par l'interviewé.

6.3. En médecine, la narration comme reflet de la culture

Selon Jean-Christophe Weber (2013) : « La médecine est une pratique narrative. La parole et le discours y sont présents à différents niveaux »[70]. La lecture et l'analyse des récits que font les malades se traduisent en une démarche se focalisant sur l'interprétation de la réalité du vécu de la maladie du cancer que le langage des personnes rend possible. Le ressenti d'une maladie s'exprime différemment selon les individus et la culture dans laquelle ils évoluent, et c'est l'individu qu'il faut guérir. À circonstances « égales », tel signe clinique qui survient chez les uns est absent ou diffère chez les autres, cette disparité signant la spécificité du symptôme qui est toujours celui de

---

J. Bruner (2006), *In Search of Pedagogy. The Selected Works of Jerome Bruner*, New York: Routledge, vol. 2, p. 129-140.

[70] Weber, J.C. (2013) « Clinique des malentendus, malentendus dans la clinique médicale », in *Revue des Sciences Sociales*, n° 50, p. 106.

quelqu'un. Si bien que ce qui est en jeu n'est plus la maladie ou la souffrance de l'homme, mais d'un homme, d'une biographie singulière, certes insérée dans un contexte socioculturel qui le définit en tant que membre d'une communauté. Dès lors, ce n'est pas seulement l'homme que guérit le médecin, c'est aussi la société dans laquelle vit cet homme. Cette dernière repose sur le socle des valeurs partagées qui sont à la base de la culture. Les récits sont porteurs des valeurs centrales de la culture. À travers les narrations, on aperçoit des traits apparaissant comme des valeurs centrales communes ou traits communs. Ainsi, dans les pays africains au sud du Sahara, tous les événements malheureux : souffrances, échecs, maladies et mort, qui émaillent la vie des Africains ne sont pas les fruits du hasard. C'est la conséquence de pratiques maléfiques. La mort, en l'occurrence, est toujours causée, puisqu'il n'y a pas de mort naturelle selon les Négro-Africains ; la mort est la conséquence directe de l'influence d'un esprit maléfique. Cela nous conduit à déduire que la sorcellerie est l'une des causes des malheurs, des maladies, mais principalement de la mort. Cette conception est commune à tous les peuples de l'Afrique noire. Il en va de même pour la maladie du cancer qui m'occupe dans cet ouvrage, celle-ci est aussi considérée comme causée par la sorcellerie comme le relève l'anthropologue togolaise Germaine Amekoudi Ablavi Délali (2020) :

> « Pour certains, le cancer résulte d'un envoûtement ou d'un mauvais œil, faisant de la pathologie une maladie spirituellement provoquée... Le cancer prend aussi très souvent l'image d'une maladie de l'épreuve ou de la punition suite à une transgression... Le cancer est un mal issu d'un mauvais œil, d'un mauvais sort, d'un envoûtement provoqué par une personne ennemie, un adversaire, souvent relevant de la famille ou du monde professionnel... une maladie aussi « grave » ne pourrait atteindre une personne sans qu'il n'y ait une mauvaise

> intention humaine derrière... Le cancer est humainement provoqué avec des intentions malveillantes, et ce, pour nuire ».[71]

C'est la culture qui donne au malade la grille de présentation et d'interprétation du mal dont il souffre. Dans cette perspective, les narrations sont conçues comme des cadres d'interprétation à travers lesquels les actions et les événements acquièrent leur signification. La signification va dépendre de la société à laquelle on appartient, mais aussi du groupe social auquel on appartient. Les représentations explicatives d'une maladie dépendent de l'espace social et culturel dans lequel on se place. Les significations de la maladie varient selon les sociétés ; la maladie est un état toujours doté de significations sociales. Chaque société possède son modèle explicatif. La maladie est un fait social parce que tout d'abord elle est expliquée par les représentations sociales et culturelles qui sont elles-mêmes des faits sociaux qui en déterminent le sens et la compréhension. Les représentations sociales de la maladie sont les modèles explicatifs de la maladie par la société et la culture. Comme souligné dans le livre des anthropologues français Marc Augé et Claudine Herzlich : « Il est donc nécessaire de ne pas oublier que la maladie exige une interprétation qui n'est jamais purement individuelle : une interprétation collective partagée par les membres d'un même groupe social, mais aussi une interprétation qui, au sens propre, met en cause la société et parle de notre rapport social »[72].

[71] Amekoudi Ablavi Délali, G. (2020), Les perceptions du cancer par les patients, leur entourage et les soignants à Lomé, analyse descriptive au CHU SO, à la clinique Biasa et à la clinique de l'aéroport. 178.193-194. DOI:10.19044/esj.2020.v16n11p178

[72] Augé, M. & Herzlich, C., (1984), *Le sens du mal. Anthropologie, histoire, sociologie de la maladie,* Paris-Montreux, Éditions des Archives contemporaines, 1984, p.22.

L’approche interprétative qui étudie les représentations et le vécu des malades donne donc à voir, par l’étude des narrations, qu’il y a autant des significations que des représentations ; qu’il y a autant des expériences du vécu du cancer que des malades dans leur diversité.

Conclusion

La narration en médecine face à l'évocation de la sorcellerie comme cause du cancer

Pour conclure, je m'appuie sur les propos suivants tirés de la réflexion de Jean-Christophe Weber (2013) « Clinique des malentendus, malentendus dans la clinique médicale » :

> « Une médecine clinique qui s'appuie sur le paradigme indiciel ne néglige pas les paroles du malade, alors qu'elles ont tendance à être sacrifiées comme insignifiantes, quand bien même l'attention qui leur est portée aurait des avantages décisifs. En effet, elle contribue à la précision des signes anamnestiques, qui sont de grande valeur pour établir le diagnostic... Elle élargit le diagnostic de la maladie au terrain sur lequel elle survient, au contexte, au retentissement psychologique et social. Enfin, la parole du malade est le seul médium qui donne accès à la sphère psychique »[73].

L'évocation de la sorcellerie comme agent causal de leur cancer par les malades africains dont je viens de décrire les récits reste une parole des malades qui se doit d'être entendue et interprétée à bon escient dans le rapport médecin-patient.

---

[73] Weber, J.C. (2013) « Clinique des malentendus, malentendus dans la clinique médicale », in *Revue des Sciences Sociales*, n° 50, p. 106.

Dans les récits faits par les patients africains que je viens de présenter, on découvre à chaque fois la confrontation entre la rationalité médicale et la croyance en la sorcellerie. Ces récits ont particulièrement bien souligné le lien entre la sorcellerie et le malheur que représente la maladie du cancer. La sorcellerie est identifiée par ces patients comme agent causal de leur maladie. Cette causalité, indiquent les patients, relève de techniques et de pratiques surnaturelles qui permettent aux sorciers d'arriver à leurs fins maléfiques. Car la sorcellerie, agent causal de la maladie, est essentiellement attribuée à la volonté d'autrui de nuire. Dans son ouvrage consacré à la sorcellerie, aux oracles et à la magie chez les Azandé, (*Witchcraft, Oracles and Magic among the Azande*), l'anthropologue britannique Evans-Pritchard (1937) a établi une distinction importante qui n'a pas véritablement d'équivalent en français. Par « sorcery », il désigne la pratique consciente et volontaire d'actes magiques acquise lors d'un apprentissage, qui vise à nuire par l'utilisation de substances et de formules. Le terme de « witchcraft » renvoie par contre à une capacité innée de nuire, qui peut s'exercer à l'insu du « sorcier »[74].

Les malades attribuent leur cancer à une volonté d'autrui de nuire à leur vie. La sorcellerie va ensemble avec la jalousie comme les laissent entendre monsieur Coulibaly, madame Ela, monsieur Njoroke et monsieur Dlamini. Jalousie et sorcellerie apparaissent comme indissociables. La jalousie est en effet le sentiment le plus fréquemment

[74] Evans-Pritchard E. E. (1937), *Witchcraft, Oracles and Magic among the Azande*, Oxford, The Clarendon Press. (1976, abridged edition).
Sur la sorcellerie en Afrique, on également lire :
– Deloche P. ; Granjon P., (1996), *La Magie noire au Bénin,* Paris, Hachette.
– Hebga M. P., (1979), *Sorcellerie, chimère dangereuse... ?,* Abidjan. INADES ÉDITIONS
– Hebga M., (1998), *La Rationalité d'un discours africain sur les phénomènes paranormaux,* Paris, 'Harmattan.

invoqué dans les discours sorcellaires, tout comme la volonté de nuire qui représente la finalité de la sorcellerie. L'ensorcelé pense qu'il est victime de la jalousie des autres, de ceux qui lui en veulent. Même le sorcier lui-même accusé et pris sur le fait explique également sa situation par la jalousie : « les gens m'en veulent, c'est pourquoi ils m'appellent sorcier ». Si votre champ produit beaucoup, les gens ne vont jamais croire que c'est parce que vous travaillez beaucoup, les gens ne vont pas croire que c'est parce que vous travaillez plus que les autres. Ils vont vous accuser d'être un sorcier. En fait, la sorcellerie est un univers complexe dont on ne maîtrise pas tous les enjeux à son évocation. Elle forge l'imaginaire et accompagne le vécu quotidien partout, qu'on soit en ville ou à la campagne, qu'on soit bien portant ou malade. Mais plus généralement, la sorcellerie est un concept qui se retrouve chez toutes les populations noires, d'Afrique ou des Caraïbes. Il n'est pas péjoratif, mais simplement l'expression d'une réalité à laquelle l'homme noir croit et qui tient une place dans son fonctionnement et sa façon d'appréhender les éléments.

Ce qui vient d'être dit révèle une vérité certaine : lors de leur séjour en milieu hospitalier en Belgique, la rencontre entre les médecins et leurs patients se déroule dans une dynamique de différence de cultures, et dans une compréhension étiologique différente de la maladie. Il s'établit ainsi un parallélisme entre deux démarches explicatives de la maladie : celle de la rationalité médicale et celle de la croyance en la sorcellerie. La première établit les faits par la voie de la causalité biologique (causalité matérielle), la deuxième établit la causalité par la voie de l'abstraction (causalité spirituelle et symbolique). Pour expliquer la maladie, la première – c'est-à-dire la rationalité médicale – se sert de l'observation et des moyens techniques ; la seconde – c'est-à-dire la croyance dans la sorcellerie – se sert de l'intuition et des moyens médiumniques. Devant les deux explications données de la maladie s'ouvre un colossal champ clinique des malentendus, dont le plus important est le malentendu étiologique. Là où la rationalité médicale dirige son regard vers l'ensemble des facteurs de risque et mécanismes biologiques qui conduisent à une pathologie donnée, en d'autres termes, vers des déterminants de santé et des facteurs de risque qui expliquent la survenue du cancer à un moment donné, dans un lieu donné ou facilitent son explication ; la croyance dans la sorcellerie, elle, dirige son regard vers des mécanismes au-delà de l'observation qui relèvent de puissances obscures déterminées par la volonté de nuire ou mettant à exécution un projet d'anéantissement de la vie d'autrui. Le déchiffrement des symptômes devient alors le champ où s'observe ce malentendu étiologique comme l'explique si bien Jean-Christophe Weber (2013) :

> « Le symptôme est en attente de sa lecture, de son déchiffrement, de son décryptage, de son interprétation. Le signifié du symptôme reste à découvrir. Le symptôme est la substance du signifiant qui n'a pas encore sa forme (c.-à-d. son découpage en unités signifiantes). Un premier plan de malentendus tient donc à l'opération de traduction d'une réalité (le fait morbide) dans une langue médicale, autrement dit un passage du réel au symbolique, ou plutôt son appréhension par le symbolique. Cette opération ne peut qu'être imparfaite, même si on se place dans la perspective d'une vérité-adéquation au réel »[75].

Sans contester la logique de la croyance en la sorcellerie qui relève de l'univers culturel, celle de rationalité médicale offre une grille d'analyse et une clé de lecture à travers la médecine narrative.

[75] Weber, J.C. (2013) « Clinique des malentendus, malentendus dans la clinique médicale », in *Revue des Sciences Sociales*, n° 50, p. 104.

La narration qui véhicule le vécu de la maladie contextualise celle-ci, la met en scène, lui donne du sens et de la cohérence. Et ça marche, car se faisant, elle ajoute de l'émotion à la raison. Or, tout ce qui est émotif marque les esprits. La personne qui raconte sa maladie veut non seulement qu'on écoute son récit, mais également qu'on soit convaincu que ce qu'il dit est vrai ; et donc, qu'en l'écoutant on adhère à son récit, à sa vérité, de sorte qu'en retenant son histoire, ses auditeurs retiennent l'idée qu'il se fait de sa maladie et la cause qu'il défend, son innocence ou sa culpabilité. De ce fait, la personne malade explique de manière à ce que ses auditeurs adhèrent sincèrement et durablement au sens qu'elle donne à son mal. D'autant plus que sa narration issue de l'expérience qu'elle fait de son mal permet de mettre en scène ses idées, de les associer à quelque chose de concret et surtout d'émotif. Ainsi, à la logique de la narration s'ajoute la sensibilité de l'émotion. En passant par l'émotion, on rejoint la raison. Le malade qui fait la narration espère être compris, attendant que son interlocuteur soit touché par son histoire, adhère à sa vision. Raconter une histoire permet de quitter le discours essentiellement logique et d'entraîner l'auditeur sur le terrain de l'émotion, voire du bon sens qui découle de l'expérience, du fait vécu.

Les apports avantageux de la narration en médecine sont entre autres l'humanisation des soins. La narration place l'humain au centre du soin. La médecine moderne est devenue d'une efficacité impressionnante pour guérir ou traiter nombre d'affections aiguës ou chroniques. C'est une médecine technoscientifique, analytique, qui découpe et analyse le corps et les organes dans leur fonctionnement et leurs dysfonctionnements, qui cherche à tout connaître, s'attache à trouver des lois universelles, est basée sur les statistiques et trouve son point d'aboutissement dans l' « *evidence based medecine* » (EBM), productrice de normes et de standardisation. Sa connaissance et sa pratique semblent incontournables. Être un bon médecin, c'est d'abord être compétent et expert dans son domaine. Mais c'est aussi arriver à appliquer humainement ce qu'il sait. Et c'est cela qui est difficile. Car la médecine technoscientifique est potentiellement déshumanisante, parce qu'elle favorise l'objectivation du corps aux dépens de la subjectivité de l'être, l'universel et les statistiques par rapport au singulier ; elle privilégie l'image aux dépens de l'écoute et de l'examen clinique, le codage technique du savoir par rapport à la narration.

C'est pourquoi l'appel à s'ouvrir à la narration que font les patients sonne comme une invitation à l'humanisation de toute démarche clinique dans la relation soignant-soigné. La narration permet au soignant d'écouter avec humanité l'autre souffrant. Le soignant doit savoir que par un effort d'une écoute empathique, la narration que fait la personne malade lui permet d'accéder à sa souffrance, quelle qu'elle soit. L'analyse de la narration de la personne malade lui permet d'enrichir l'humanité de la relation de soin. L'écoute du narratif du patient crée les conditions de la reconnaissance de l'autre. L'écoute empathique réalise la rencontre avec l'autre comme mon alter ego en humanité et en dignité, nécessaires à la relation de soin, car elle signifie le refus de l'objectivation de l'autre. Accéder à l'histoire d'une vie rend possible la compréhension de l'identité de ce sujet maintenant malade, de ce personnage qui ne résume pas à sa maladie. Savoir interpréter un récit et accéder à la reconnaissance de l'identité d'un personnage grâce à la narration sont deux étapes importantes de la médecine narrative initiée par Rita Charon, médecin américaine, chercheuse en littérature et fondatrice et directrice exécutive du programme de médecine narrative de l'Université de Columbia qui a aussi enseigné à Harvard Medical School (1974–1978).

Depuis maintenant de nombreuses décennies, la narration a gagné ses galons en médecine. Dès lors, doit-on prétendre qu'elle est la seule voie pour aborder les malentendus cliniques ou étiologiques dans la relation médecin-patient ? Rien n'est moins sûr et il serait prétentieux de répondre par l'affirmatif. Selon moi, la position de Jean-Christophe Weber me semble la meilleure à cette question : « Plutôt que de s'acharner à tenter de lever tous les malentendus de la clinique – dont on a vu, chemin faisant, que certains sont suffisamment néfastes pour ne pas être entretenus délibérément –, il convient peut-être d'adopter une clinique du malentendu, c'est-à-dire d'adapter sa clinique à l'opacité inhérente à toute situation qui engage des êtres parlants. C'est une limitation sévère à l'ambition de faire science. Mais c'est une condition de possibilité de la pratique »[76].

[76] Weber, J.C. (2013) « Clinique des malentendus, malentendus dans la clinique médicale », in *Revue des Sciences Sociales*, n° 50, p. 108.

Table des matières

Structures éditoriales du groupe L'Harmattan

L'Harmattan Italie
Via degli Artisti, 15
10124 Torino
harmattan.italia@gmail.com

L'Harmattan Hongrie
Kossuth l. u. 14-16.
1053 Budapest
harmattan@harmattan.hu

L'Harmattan Sénégal
10 VDN en face Mermoz
BP 45034 Dakar-Fann
senharmattan@gmail.com

L'Harmattan Cameroun
TSINGA/FECAFOOT
BP 11486 Yaoundé
inkoukam@gmail.com

L'Harmattan Burkina Faso
Achille Somé – tengnule@hotmail.fr

L'Harmattan Guinée
Almamya, rue KA 028 OKB Agency
BP 3470 Conakry
harmattanguinee@yahoo.fr

L'Harmattan RDC
185, avenue Nyangwe
Commune de Lingwala – Kinshasa
matangilamusadila@yahoo.fr

L'Harmattan Congo
219, avenue Nelson Mandela
BP 2874 Brazzaville
harmattan.congo@yahoo.fr

L'Harmattan Mali
ACI 2000 - Immeuble Mgr Jean Marie Cisse
Bureau 10
BP 145 Bamako-Mali
mali@harmattan.fr

L'Harmattan Togo
Djidjole – Lomé
Maison Amela
face EPP BATOME
ddamela@aol.com

L'Harmattan Côte d'Ivoire
Résidence Karl – Cité des Arts
Abidjan-Cocody
03 BP 1588 Abidjan
espace_harmattan.ci@hotmail.fr

Nos librairies en France

Librairie internationale
16, rue des Écoles
75005 Paris
librairie.internationale@harmattan.fr
01 40 46 79 11
www.librairieharmattan.com

Librairie des savoirs
21, rue des Écoles
75005 Paris
librairie.sh@harmattan.fr
01 46 34 13 71
www.librairieharmattansh.com

Librairie Le Lucernaire
53, rue Notre-Dame-des-Champs
75006 Paris
librairie@lucernaire.fr
01 42 22 67 13

www.ingramcontent.com/pod-product-compliance
Lightning Source LLC
LaVergne TN
LVHW051407061026
849535LV00009B/3415
* 9 7 8 2 3 3 6 4 3 7 4 8 4 *